脳は意外とタフである

池谷裕二
Yuji Ikegaya

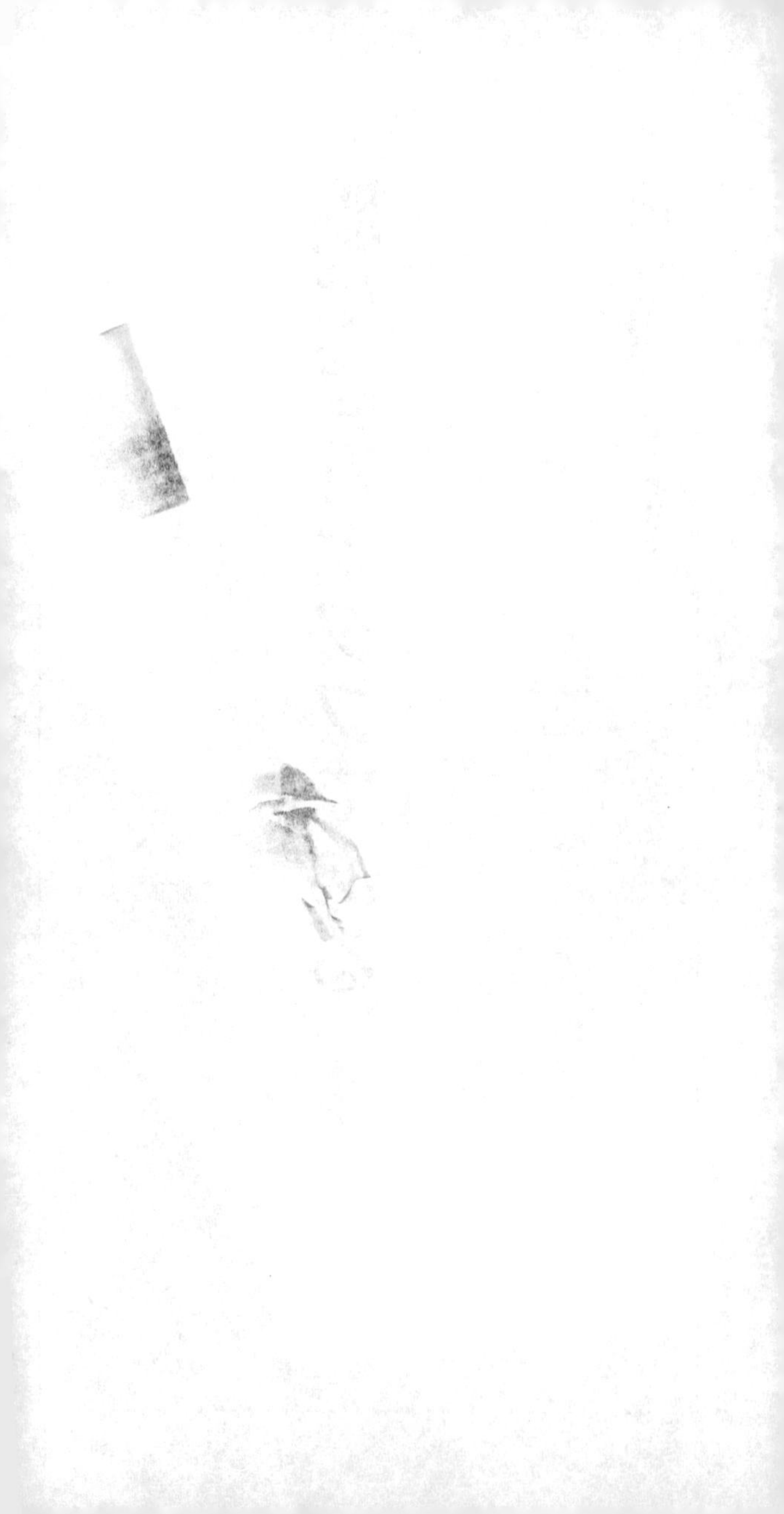

新書版のためのまえがき

このたび、拙著『寝る脳は風邪をひかない』が、装い新たに『脳は意外とタフである』として新書化されることを喜んでおります。

２０２３年現在、世間の目下の話題は、ＣｈａｔＧＰＴに代表される「大規模言語モデル（ＬＬＭ）」です。ここ数年、文章や画像を生成するＡＩ技術は飛躍的に進化し、真の意味で「デジタル変革」と呼べる時代にあることを実感しています。

ＬＬＭの技術開発の始点を特定することは難しいですが、２０１８年に発表されたＢＥＲＴ（グーグル社）とＧＴＰ－１（オープンＡＩ社）は、一つのターニングポイントでしょう。脳科学研究の一環としてＡＩ研究にも従事している私は、初期型ＬＬＭが発表された当時、強い衝撃を受けました。言語をうまく数値として扱うことで、ヒトの脳の動作原理とはまったく異なる方法でアプローチしながらも、あたかもヒトが言語を扱っているかのように振る舞うのです。あの日の衝撃からわずか5年。便利さが認知されれば社会普及は早いもので、今ではすっかり世間に浸透しました。

新書化に寄せるこの文章をＬＬＭに代筆させたらどうなるのか試してみました。私には思いもよらない視点から新鮮な話題を提供してくれます。ふむふむ、勉強になります。

『寝る脳は風邪をひかない』という風変わりな書名についても解説してくれて、しまいには、「しかし寝ているだけで風邪をひかないというわけではありません」と丁寧に注意点まで補足してくれます。

ＬＬＭの驚異的な成功を見るにつけ、いよいよ「脳エッセイの執筆から引退せよ」と引導を渡された気分です。新技術にバトンを引き継ぐタイミングを失し、いつまでも自分の実力で執筆した下手くそな文章を発信し続け、気づけば周囲から「老害」と後ろ指さされるのだけは避けたいものです。

ヒトだけにしかできないと信じられていた高度なタスクが、ＡＩによって代行可能であることが次々と明らかになっていく現在、私はワクワクしながら技術の革新を眺めています。と同時に、「将来もなくならない仕事はなにか」という、かれこれ何百年にわたって人類が問い続けてきた疑問が、それこそ装い新たに、私たち現代人の前に立ちはだかっています。

将来もなくならない仕事。その一つとして、私はよく犬や猫などのペットのトレーナーを挙げています。技術面だけでいえば、ＡＩやロボティクスがさらに発達すれば、ペットのトレーニングを代行できるでしょう。しかし、それでは意味をなしません。

ペットとは、その定義上、ヒトが飼育し、ヒトが愛情を注ぐ動物を指します。ヒトと動物の「異種間コミュニケーション」こそが大切な要素です。ＡＩは精度よくペットの心を読み取るのかもしれません。ヒトよりもペットと仲良くなり、ペットを巧みに躾けることができる時代が来るのかもしれません。しかし仮に、これが実現すれば、同時にペットの本来の意味は損なわれます。ペットはヒトと交流してこそペットなのですから。

この社会はヒトが営んでいるものです。ＡＩがどんなに発展しようと、ヒトがヒトとして心を通わせ、ヒトが愛情をそそぐ対象は、いつまでもヒトにしか対応しようがないのではないかと感じるのです。これはペットに限ったことではありません。

もう何が言いたいかおわかりでしょう。「文章」もまた、そうしたヒトが愛すべき対象の一つなのではないかと、私は信じているのです。どんなにＡＩが私よりも優れた文章を吐き出したとしても、私の個性は私にしかないものです。もしかしたら、ＬＬＭの流麗な作文よりも、私が書く不格好な文体を好んでくださる方も、一定数いるかもしれません。

そうなのです。本書は、私の生の脳が紡ぎ出したエッセイの集合体です。ＬＬＭには代替できないナニかが本書にはあると、今の時代だからこそ、そう深く確信しています。なぜなら本書の読者は、ＡＩでなく、ヒトだからです。

ちなみに、ＬＬＭは、『脳は意外とタフである』という今回の新タイトルをお気に召しているようです。曰く「響きが明るく、印象に残りやすい。本書の宣伝や広告にも適しているため、旧題よりも本のタイトルとしてふさわしい」とのこと。私と同意見で安堵しました。

2023年　春

池谷裕二

はじめに

本書は私が『週刊エコノミスト』（毎日新聞出版）に連載してきた巻頭エッセイをまとめたものです。雑誌への連載エッセイは現在二誌に機会をいただいていますが、『週刊エコノミスト』への連載は今年で14年になります。月一回のペースとはいえ、これまで一番長く続けた連載となります。

14年前といえば２００８年。この年は北京オリンピックやリーマンショックがありました。政界でも日本では麻生内閣が発足し、アメリカではオバマ大統領が就任しました。こうしたイベントを並べただけで、随分と昔のように感じられます。私自身も、当時は准教授になりたての若造でしたが、いまでは50代の教授となりました。14年も経てば世間は変わります。社会の規範も、世間の価値観も変わります。もちろん、私自身のスタンスや人生観も変わります。

この本では14年分の全１５１回のエッセイから、テーマごとに新旧を織り交ぜるように抜粋されています。当時ならではの視点が見え隠れし、世相を思い起こしては、私自身が楽しんで読み返しています。

内容が古くなった箇所については注を加えていますが、ほとんどのエッセイは今でも耐えられるコンテンツになっています。おそらく科学的な事実は、一般的な時事ネタやゴシップに比べて、色褪せにくいからでしょう。

ただ一つ、お断りしなくてはなりません。このエッセイでは『週刊エコノミスト』の読者層を想定して、多少難しい言い回しや説明が含まれています。私の他の文章にはないような風刺、辛辣、厭世といった、もしかしたら人を不快にさせるような側面が含まれているかもしれません。さらにエッセイの文字制限が厳しいために説明が端折られている部分もあり、真意が伝わりにくい箇所もあるかもしれません（もちろんそうならないように注意して書いています）。もし読者にそう感じさせてしまったとしたら、いずれも私の筆力の問題です。

この意味で、本書は池谷カラーで埋め尽くされながらも、異色な立ち位置にあります。だからこそ私は、この本がとても好きだと断言できます。思い入れたっぷりにこうして出版ができることを心から喜んでいます。皆様も本書をお楽しみいただけましたら幸いです。

最後になりましたが、『週刊エコノミスト』編集部の藤枝克治様、桐山友一様、酒井雅浩様、下桐実雅子様、神崎修一様に感謝申し上げます。14年間で担当編集者が4回変わりましたが、どの皆様も、毎月の私の拙いエッセイを読んでくださり、丁寧にコメントを返していただきました。認識の間違いや不適切な内容や表現の不備についての指摘も数知れず、すべては私自身の成長の糧となりました。

また本書の編集をご担当くださいました長谷川克美様、扶桑社の山口洋子編集長に御礼申し上げます。お二人はこれまでも拙著『脳はなにかと言い訳する』『脳には妙なクセがある』『メンタルローテーション』など、多くの本をご担当いただき、かれこれ17年のお付き合いとなります。山口洋子様は、今では編集長としてご活躍されています。ご本人の実力を考えれば当然の出世とはいえ、長い時の流れを感じております。多忙なお立場にあって、今回も本書の実現のために奔走してくださいました。頭があがりません。

そして何より、普段の私を近くから支えてくれる妻と二人の娘に深く感謝します。研究一本だけの生活でも決して簡単なものではないはずなのに、加えて執筆活動やメディア活動まで行うことができているのは、ひとえに家族の理解とサポートがあるからです。本書の出版も家族の支えあってのことです。

1章 脳は「慣れる」のが得意

2章 ヒトは「因果応報」を好む!?

3章　「村八分」を数学的に証明する

4章 「ヒト度」を高めてみませんか

5章 遺伝子（DNA）は、高密度の情報保管庫

6章 ヒトの脳と「人工知能（AI）」

7章 「環境に利する」という難題

目次

8章 インターネットの功績と罪

9章 「病気」でなく「健康」の原理解明

10章 薬──よく効いて安全、であればよいか

1章　脳は「慣れる」のが得意

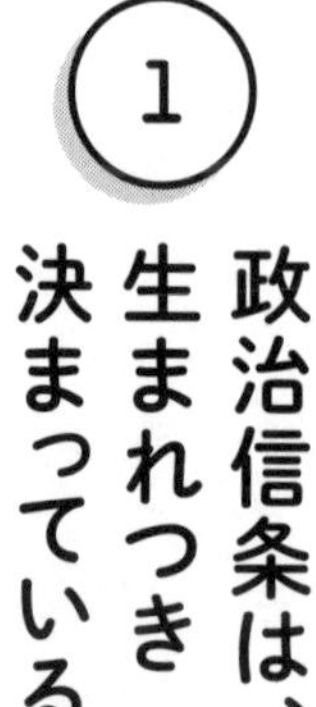

① 政治信条は、生まれつき決まっている!?

あなたは保守的なタイプでしょうか、それともリベラルなタイプでしょうか。自分の政治的信条に基づいて答えてください。そもそも、自分の信条について深く考えたことがありますか。選挙に行くとき、どれほど確信をもって投票していますか。

そんな質問をすると「私は何度も思慮を重ね、強い意図のもとに決断している」と叱られそうです。しかし選挙結果は、小学生が投票してもほとんど変わらないことをご存知でしょうか。

ローザンヌ大学のアントナキス博士らの調査結果です。子どもたちに候補者のポスター写真を見せ、「自分が乗っている船の船長にしたい人を選んで」と頼んだところ、実際の選

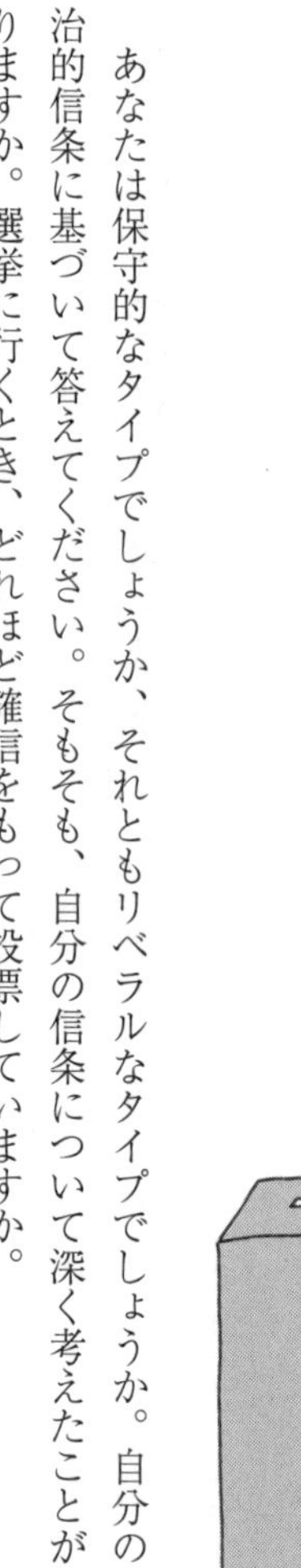

挙結果と70％以上の確率で一致しました。となると私たちの政治的信条とは何でしょうか。

　さらに衝撃的なのは、保育園で遊ぶ3歳児たちを保育士たちが観察して評価した性格から、20年後の彼らの政治的傾向を予測できるという事実です。文字通り「三つ子の魂百まで」です。

　ライス大学のアルフォード博士らは、双生児を調べることで、政治的信条の25％は遺伝で決まっていると結論しています。

　実際、成人後の脳の構造をMRIで観察すると、いくつかの脳部位に焦点を定めて比較することで、保守派かリベラル派かがわかります。政治的信条は高次な理性に基づく信念だと思われがちですが、実は、脳の回路構造という生物学的基盤があるのです。

　ヒトは自分に「意志や意見について立派な自由がある」と勘違いしがちです。

　しかし「心」は自分の性癖にしたがって導かれた必然的な結果なのかもしれません。そうした無意識の摂理を知らずに、「自分」を過信すると、とんでもなく場違いの方向に議論が進んでしまうにちがいありません。

Antonakis Dalgas (Science 2009) Predicting elections child's play!
Block Block (J Res Pers 2005) Nursery school personality and political orientation two decades later Alford Hibbing (Am Polit Sci Rev 2008) Are Political Orientations Genetically Transmitted Kanai Rees (Curr Biol 2011) Political orientations are correlated with brain structure in young adults

脳の基本設計は、「いかに時間をかけずに少ない情報から即断できるか」

ここに二人の現代アーティストの絵画があります。用意した40枚を一作品ずつ見せていくので、どちらの作家が好みかを決めて欲しいのですが、何枚見ればどちらのアーティストが自分の好みかを判断できると思うか——そんな実験が行われました。シカゴ大学のクライン博士とオブリエン博士が２０１８年、『米国科学アカデミー紀要』に発表した研究です。

判断に要すると参加者が予測した枚数は平均16・3枚でしたが、いざ実験を行うと、現実はずいぶんと異なります。わずか３・５枚で決断したのです。予想より80％も少ない。博士らは、食品の好みや、人物の評価、伴侶の選択などに範囲を広げ、全7種の調査を行いましたが、いずれも参加者の当初予想よりも少ない情報量で判定することがわかりました。自己評価だけではありません。「人々はどれほど情報を参考にするか」と予想させても、同様に現実よりも多く見積もりました。

この結果を「せっかく多くの情報が与えられているのに活用しないとはもったいない」と見なすべきか、「思いのほか少ない情報量で見抜く力がある」と前向きに捉えるべきかは状況によって異なるでしょうが、いずれにしても予想と現実が乖離（かいり）している点には注意する必要があります。

情報時代と呼ばれる今日、社会には多くの情報が飛び交っています。人々は多くの情報を求め、情報を提供するサービスにも事欠きません。しかし現実問題として、どれほどの情報が有効材料として活用されているかは怪しいのです。過剰な情報を収集することに奔走し、無駄な労力を浪費している可能性については常に自問すべきでしょう。

生物の進化の経緯を忘れてはなりません。厳しい野生界をサバイブするために、脳は「いかに時間をかけずに少ない情報から即断できるか」が徹底的に問われてきました。熟考や吟味は二の次です。情報氾濫社会に急変したところで、脳の基本設計はそう簡単には変わらないのです。

Klein O'Brien (Proc Natl Acad Sci U S A 2018) People use less information than they think to make up their minds

③ 精神状態が一定、でない理由——「脳もまた揺らぐ」

「揺らぎ」は万物に付帯します。空気は静止することなく風を生み、海も波を生む。自然は揺らぐのです。

脳もまた揺らぎます。脳波はその典型例でしょう。私たちの判断基準や精神状態が一定でないのも、脳回路の揺らぎのせいです。

脳の揺らぎに関して、デルペルチオ博士が興味深いデータを、2008年1月に発表しました。α（アルファ）波を測定すれば、ゴルフ選手がパットをうまく沈めるかどうかを予測できるというのです。

α波の強度は普段から揺らいでいて、強くなったり弱くなったりしています。そこで彼の発見はこうです。「前頭葉のα波が弱いときに、パットを打つと成功率が高い。逆に強いときはホールに嫌われる」。実際、α波が強ければ強いほど、外す距離が大きいことがわかりました。

つまり、パットはα波が沈静した瞬間に打つのがよいわけです。もちろん現実には、ヒトは自分の脳波を感知できません。だから、たまたま不幸なタイミングでパッティングすると失敗してしまうというわけです。現在では安価な装置で脳波を測定できる時代ですから、近い将来は測定器具を装着しながらゴルフをプレイする姿が見られるようになるかもしれません。

ところでα波はリラックスしたときに出る脳波として知られています。この意味で先の実験データは象徴的です。つまり「慎重になるべきときは、気を楽にしたほうがよい」というのは単なる迷信で、実際には、ほどよい緊張感を持って接するのが吉なのでしょう。

さらに言うなら、私たちは皆、自分の脳波を自在にコントロールできる能力を隠し持っていることを見逃してはなりません。私も経験がありますが、測定した脳波を自分で見ることさえできれば、ちょっとした訓練で、脳波の強弱を制御できるようになります。そんな脳トレーニングが実施される日も、きっと遠くないでしょう。

Babiloni Eusebi (J Physiol 2008) Golf putt outcomes are predicted by sensorimotor cerebral EEG rhythms

④ 脳は「慣れる」のは比較的得意

このところニューノーマルという言葉をよく聞きます。新型コロナウイルスの感染拡大をうけて新しい生活スタイルや労働環境を余儀なくされている中で、この現状が一過的なものでなく、むしろ今後のスタンダードになる——そんな意味です。

環境の変化は必ずストレスを伴います。外出自粛の生活になったとき、世界中が環境変化を強いられ、強烈なストレスに苛(さいな)まれましたが、この現状を新しい「当たり前」として受容する準備も整ってきているようです。

そもそも私たち人間は、新しい習慣に慣れるのにどのくらいかかるのでしょうか。ロンドン大学の公衆衛生学者であるラリー博士らが発表した調査データがよく知られています。「朝食後に腹筋50回をする」「昼食と一緒に果物を食べる」「夕食前に15分間ランニングを

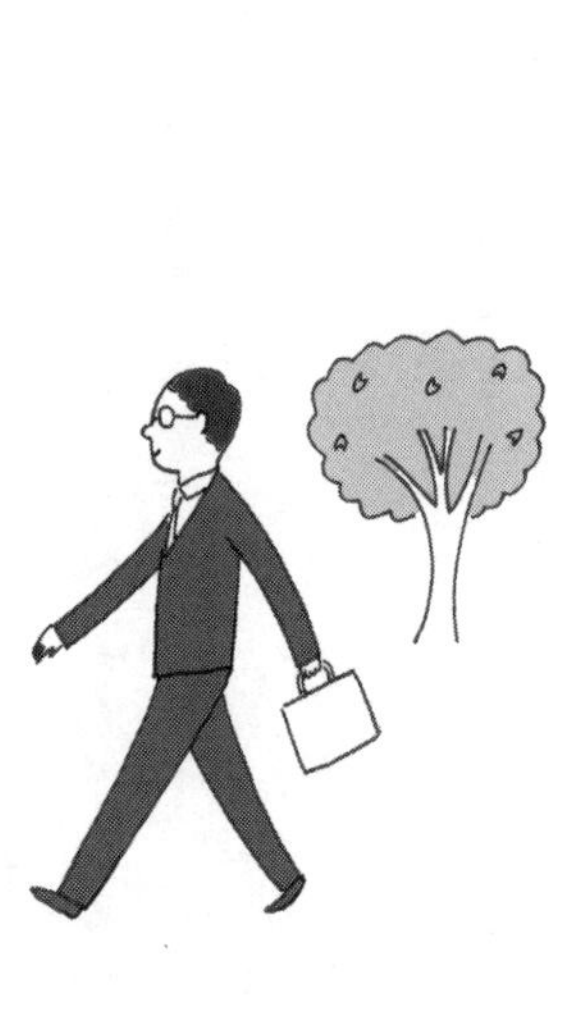

する」など、新しい生活ルールを導入し、こうした行動が日常のなかで自然と行うことができるようになる（つまり「習慣化する」）までの日数を計測しました。

その結果、各個人や各項目ごとによって違いはありましたが、平均して66日ほどで行動変容するという数値が算出されました。つまり、2カ月ほど努力して継続すれば、それが新しい習慣として根付くというわけです。

「ウィズコロナ」（注：ウィズコロナは和製英語。コロナは英語ではないため厳密には「コンコロナ」と言うべき）の生活スタイルに突入して数カ月。ラリー博士らがいう「66日」は過ぎています。

私たちの脳は「慣れる」のは比較的得意です。体の免疫はなかなかできないかもしれませんが、心の免疫は簡単にできます。ニューノーマルは、遅かれ早かれ、ただのノーマルになるでしょう。そして、「新型コロナウイルス」という呼称も、いずれ無冠の「コロナウイルス」となるにちがいありません。

約10年前に世間を恐怖に陥れた「新型インフルエンザ」が、今やごくありふれたインフルエンザとして毎冬蔓延（まんえん）しているように。

Lally Wardle (Eur J Soc Psychol 2009) How are habits formed Modelling habit formation in the real world

5 老齢のマウスから輸血された若いマウスは、脳が老化する

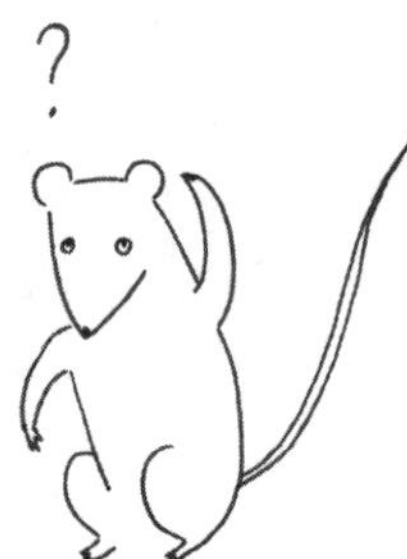

老齢マウスの血を輸血された若いマウスは、脳が老化する――そんな驚くべきデータが『ネイチャー』誌（2011年9月）に発表されました。スタンフォード大学のワイス＝コレイ博士らの研究です。

ここで言う「脳の老化」とは、学習力や海馬（かいば）ニューロン（神経細胞）の増殖率の低下を指します。歳をとって脳機能が衰退するのはヒトだけではありません。寿命わずか2年のマウスでも同じです。哺乳類にとって普遍的な現象のようです。

なぜ脳機能は衰えるのか。博士らは「老体」という身体環境が鍵であると睨み、老若二匹の動物の身体縫合を試みました。「並体癒合（へいたいゆごう）」とよばれる外科手術です。すると、老マウスに引きずられるように、若いマウスの脳活性が低下しました。さらに詳しく調べたところ、身体同士を接合しなくても、血漿を交換するだけで、若いマウスの脳活性が低下することがわかったのです。

ちなみに逆の効果は生じません。つまり若い血を老齢マウスに輸血しても、脳は若返りませんでした。

この実験結果は重要です。なぜなら、脳の若さを保つ物質が減ることによって脳が老化するのではなく、むしろ、脳機能を低下させる物質が増えることによって老齢化が進むことを意味しているからです。

博士らは実際、老齢マウスの血液を丹念に調べあげ、ＣＣＬ１１という分子の増加こそが、老齢化を担う実体の一つであることを突き止めました。いつか科学の力で老化を止められる日が来るでしょうか。

Villeda Wyss-Coray (Nature 2011) The ageing systemic milieu negatively regulates neurogenesis and cognitive function

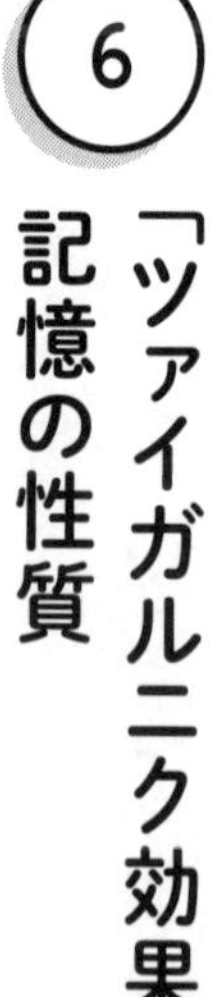

6 「ツァイガルニク効果」記憶の性質

「ツァイガルニク効果」をご存知でしょうか。

旧ソビエト連邦の心理学者ブルーマ・ツァイガルニク博士が発見した「記憶」の性質です。博士が行った実験は次のようなものです。

パズルを解く、粘土細工でイヌを作る、計算をする、厚紙で箱を作る――そんな様々な課題を、計1時間のあいだに次々と20種類やってもらいました。このうち無作為に選ばれた10種類の課題については最後までやり通してもらい、残りの10個は未完成のまま中断してもらいました。

そして、どんな課題を行ったのかを、その後に思い出してもらったのです。短時間内で20個ものタスクを次々とこなすと、すべての内容を想起するのは難しいでしょう。しかし、完了していない課題は、完了した課題よりも2倍も思い出しやすいことがわかりました。

課題を遂行している最中は緊張感があるため、課題から離れても、心のどこかで気にかけているのに対し、完了すると緊張感からも開放され、記憶が褪せてしまうのです。

これは日常の場面にも応用できます。たとえば、切りのよいところで仕事を切り上げるよりも、次の仕事に手を付けてから帰宅したほうが、翌朝に仕事をスムーズに始められます。

また、締切まで一カ月の猶予のある仕事について、書類を開封せずに放置するよりも、手元に届いたときに一旦目を通してから放置するほうが、締切直前に仕事を素早く片付けられます。

あるいは、新しい仕事の手順を人に説明するときには、事前に多くを説明しても記憶に留まりにくく、仕事を中途までこなしたあとで説明したほうが相手によく伝わります。

仕事を中途半端にしておくのは勇気がいるものですが、実際には、放置されている最中に無意識の脳が代理で作業してくれるため、仕事の効率が高まるのです。

Zeigarnik (Psychologische Forschung 1927). Das Behalten erledigter und unerledigter Handlunge

⑦ 知識は、使ってみるほうがはるかに脳にとって重要

記憶は学習中に形成される。テストは記憶を評価するために有効である。そんな考えは間違っている――。この挑発的な文章から始まる論文が『サイエンス』誌（2010年10月）に掲載されました。ケント州立大学のパイク博士が著した論文です。

彼女は「テストを行うことが記憶を長持ちさせる効果を生む」と自身の実験データをもとに主張します。

テストが記憶によい効果を及ぼすことは、すでによく知られています。たとえば外国語の単語数十個を一日で一気に暗記する場合、単語リストを繰り返し学習するだけでなく、ときおり確認テストを交えながら習得すると、覚え込むまでの総時間は変わらないものの、一週間後の記憶の成績が3倍ほどに跳ね上がります。

テストにより記憶が長期化するわけです。

パイク博士は、テストによる記憶増強がなぜ生じるのか調べるため、巧みにデザインされた試験を学生１１８人に対して行いました。その結果、テストを受けるときは、単に問題に答えるだけでなく、解答を導くためのヒントも同時に脳内で作り上げることがわかりました。

つまり、ある単語を思い出すために、母国語の単語を駆使しながら、意味や発音が似ている単語を連想するなど、さまざまな工夫を自然に行います。この連想された単語グループが、覚えなければならない単語と組み合わさり精緻化されるという仕組みです。

知識は、ただ詰め込むのでなく、使ってみるほうが、はるかに脳にとって重要というわけです。

Pyc Rawson (Science 2010) Why testing improves memory mediator effectiveness hypothesis
Karpicke Roediger HL (Science 2008) The critical importance of retrieval for learning

8 一度覚えたら忘れない記憶力――さまざまな不都合

覚えたことをいつでも忘れない抜群の記憶力――。そんな能力を手にしたら、今度は状況が変化したときに以前の記憶が邪魔をして新しい環境への順応ができなくなる。そんなデータが『サイエンス』誌で発表されました。欧州神経科学研究所のディーン博士らがネズミを使って示した研究です。

記憶はシナプス（神経細胞間の結合部）の重みの空間に蓄えられます。つまり、特定の神経細胞が強く結びつくことが記憶の実体です。結合が徐々に弱まると、記憶が褪せてゆき、いずれ思い出せなくなります。これが忘却です。

忘却は、シナプスの経年劣化ではなく、神経伝達物質のアンテナ分子（受容体）がシナ

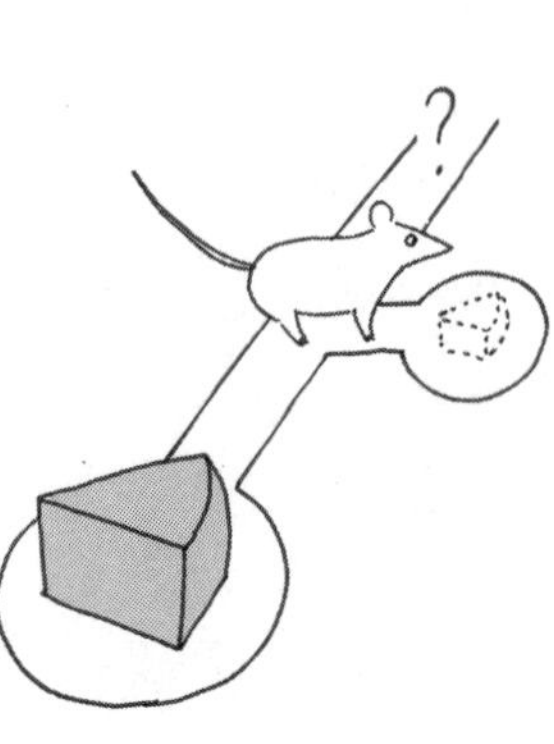

プスから除去される積極的な現象で、正常な生理機能として脳に備わっています。ディーン博士らは受容体が除去される分子メカニズムを突き止め、そこに必要な分子の遺伝子を削除しました。シナプスの強度が弱化しない脳を持つネズミの誕生です。予想通り、このネズミは忘却できませんでした。

一度覚えたら忘れない――羨ましいと思いきや、さまざまな不都合が見えてきます。たとえば、給餌所が変わると、新しいエサ場を覚えることができたものの、以前のエサ場を忘れることができず、相変わらず探してしまいます。過去と現在の区別がつかないのです。

私たちが時の流れを感じるのは記憶があるからです。過去と現在の様子を比べることで、時々刻々と変化する世界を感じることができます。過去の記憶がなければ、当然ながら心の時間は流れません。しかし先の実験は逆に、記憶が強固すぎてもやはり時間が凍てついてしまうことを意味しています。過去が新鮮すぎたら、それは現在と同じです。記憶が色褪せるからこそ、情報に遠近感が生じ、私たちの心の中に「現在」という瞬間が立ち現れるのです。

なるほど、私のようにすぐに忘れてしまう脳も悪くないようです。

Awasthi Dean (Science 2019) Synaptotagmin-3 drives AMPA receptor endocytosis, depression of synapse strength, and forgetting

⑨ なぜか広く流布する「記憶力は年齢と共に低下する」

歳を取れば、記憶力は衰える——人口に膾炙(かいしゃ)したこの俗説に、私は反対の立場をとっています。たしかに、老年性アルツハイマー病などの認知症になれば、神経細胞は脱落して、記憶力は低下します。しかし、これはあくまでも脳疾患です。実際には発症しない人のほうが多いのです。

解剖学的知見からは、脳の神経細胞の数は、3歳以降はほぼ一定で、100歳まで生きてもほとんど変化がないことが報告されています。つまり、脳という装置は経年劣化しません。

ではなぜ、歳を取ると記憶力が衰弱した気がするのでしょうか。いろいろな理由が考え

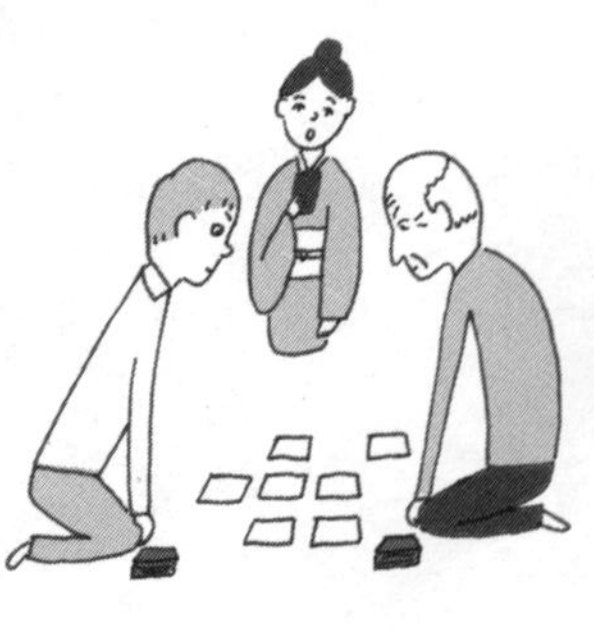

られますが、一番の原因は、「老化すれば記憶力が衰える」と本人が思い込んでいることではないでしょうか。

米タフツ大学のアヤナ・トーマス博士が『心理科学』誌に発表した実験結果は、この考えを裏付けています。博士は18歳から22歳の若者と60歳から74歳の年輩者を各64人集め、テストを行いました。単語リストを覚えた後に、別の単語リストを見て、どの単語が記憶した元のリストにあったかを言い当てる試験です。

試験前に「この記憶試験では、通常、高齢者のほうが成績は悪い」と説明したところ、若者の正解率は約50点、年輩者で約30点でした。

ところが、「これはただの心理学の試験である」として、記憶力への言及を避けると、驚いたことに、同じ試験にもかかわらず、若者・年輩者ともに約50点で差がなかったのです。

なぜか広く流布する「記憶力は年齢と共に低下する」という珍妙な社会通念。誤った常識が産み出す罪は深そうです。

Thomas Dubois (Psychol Sci 2011) Reducing the Burden of Stereotype Threat Eliminates Age Differences in Memory Distortion

ヒトは能力を失うことによって進化した

ヒトは能力を失うことによって進化しました。

たとえば、ヒトはほかの哺乳類とは異なり無毛です。ゾウやカバなど例外的な大型動物をのぞけば、体毛を持たない動物は数えるほどしかいません。全身を覆う毛は、体温や水分の保持に必須ですから、体毛を持たないヒトは生物界の弱者です。

ところが偶然にも、ヒトは服を作ることによって寒さをしのぐだけの知能を持ち合わせていました。この知的能力は、単にアフリカ大地のみならず、サルが棲息できないような北極圏にまで生息地を拡張することを可能にしました。

記憶力もそうです。ヒトの記憶は不正確で消えやすく、ときに混線さえします。一方、チンパンジーの短時記憶は驚異的です。いや、原始的な動物ほど記憶は強固です。

しかしヒトは、高精度の記憶能力を捨て、代わりに想像力と創造力を手に入れました。

『ネイチャー』誌（2011年3月）に、チンパンジーとヒトの遺伝子を精査した論文が発表されました。スタンフォード大学のマクリーン博士らの研究です。ヒトはチンパンジーに比べ510個の遺伝子が足りないといいます。なかでも脳の前頭葉を構築する遺伝子の欠失は象徴的です。リミッターを免れた大脳皮質の拡大化が、ヒトの知性の源泉かもしれません。

東日本大震災から復旧中の東北沿岸部では、いまだに物資が不足していると聞きます。失うことによって前進することはヒトの進化が証明しています。飛躍的な復興を願うばかりです。

McLean Kingsley (Nature 2011) Human-specific loss of regulatory DNA and the evolution of human-specific traits

⑪ ヒトの脳は都市に住むことに慣れていない

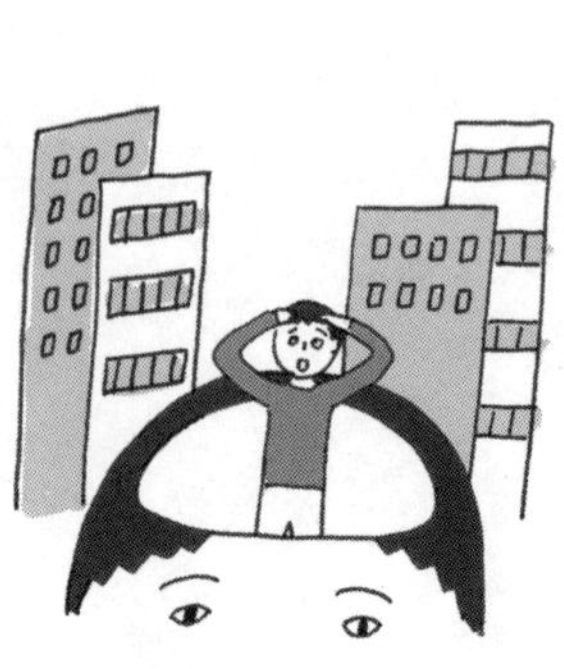

ヒト社会の象徴である都会。現在、世界の人口のほぼ半数が居住者数10万人以上の都市に集中して暮らしています。しかし、都市がこれほど浸透したのは人類史上でもごく近年のことです。1950年ごろは都市に住む人はまだ30％程度でした。「ナポリを見て死ね」という言葉もあるように、古来、都市といえば、居住のためというよりは、むしろ田舎にいて憧れる存在でした。

それがゆえでしょう、ヒトの脳は都市に住むことに慣れていません。いや、そもそも脳は都市を想定して進化したものではありません。だから、さまざまな障害が生じます。

手元にあるデータによれば、都会人は、田舎に住む人よりも、うつ病の発症率が21％、気分障害は39％も高いのです。統合失調症も多いといいます。脳は、自身の産物である「都市」の存在に悩まされているようです。

マギル大学のマイヤー＝リンデンバーグ博士は、都市に育った人の脳は、扁桃体や前帯状皮質の活動が変化していることを、『ネイチャー』誌（２０１１年６月）で報告しました。都市生活によって情動や社会ストレスに関係する脳部位が変調をきたしているようです。

世界人口は70億人を越えています。都市化はさらに進むでしょう。40年後には人口の70％が都市に集中すると予想されています。未来人を精神疾患の恐怖から救済するために、いま脳研究者は、都市計画や都市構造に提言できることはないかと探索し始めたところです。

Lederbogen Meyer-Lindenberg (Nature 2011) City living and urban upbringing affect neural social stress processing in humans

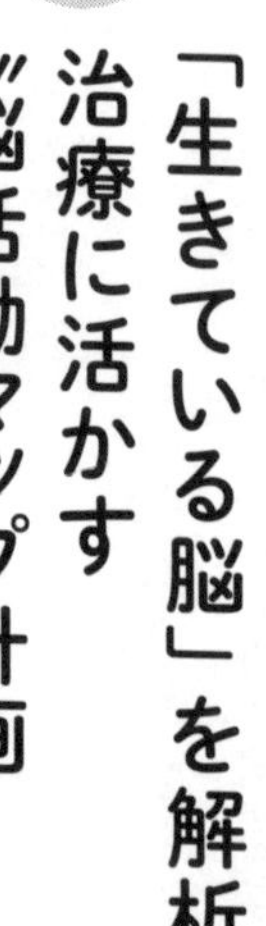

12 「生きている脳」を解析し、治療に活かす〝脳活動マップ計画〟

世界の脳研究界が大きな転機を迎えています。2013年、オバマ大統領が、今後10年間を「脳の時代」とし、年間1億から3億ドルの研究費をつけることを宣言したのです。この発表には私自身を含め、多くの脳研究者が驚きました。

理由は二つあります。一つ目は、この発表が突然であったことです。動きがあるらしいことは昨年から耳にしていたとはいえ、発表のタイミングは唐突でした。

二つ目は、このプロジェクトの位置づけです。今回の発表は、明らかに1989年の「ヒトゲノム計画」を意識しています。あのときもブッシュ元大統領が「ゲノムの時代」を高らかに謳って始まりました。

となると、この計画は「マンハッタン計画（原子爆弾の開発）」から「アポロ計画（人類初の月面着陸）」、「ヒトゲノム計画」へと連なる、アメリカの一大イベントの系譜が意図されています。

新計画は「脳活動マップ計画」と名付けられました。

すでにＥＵで始まっている「ヒト脳計画」が脳回路の「構造」を解明することを目指しているのに対し、「脳活動マップ計画」は脳回路の「活動」に焦点を絞っている点が対照的です。後者は「生きている脳」の解析を通じて、うつ病や統合失調症、自閉症、認知症などの治療を目指しています。

正直な個人的感想を言えば、現状の技術ではこの計画の実現は困難でしょう。しかし振り返れば、アポロ計画もヒトゲノム計画も、当初は実現不可能と嘲弄されていました。今回もきっと予想もしない技術的革新が起こり、目標が達成されるのでしょう。

ちなみに、前回のヒトゲノム計画は38億ドルの総研究費で、８０００億ドルの経済効果を上げました。脳活動マップ計画もほぼ同額をつぎ込みます。どんな効果を生み出すか楽しみです。

Underwood (Science 2013) Brain project draws presidential interest, but mixed reactions
Alivisatos Yuste (Science 2013) The brain activity map

⑬ 脳は、「警報が鳴っても、つい誤報だと解釈する」

2014年10月16日、七名の行方不明者を残し、御嶽山(おんたけさん)の捜査が打ち切られました。9月17日の噴火以来、連日一千人以上が出動した大捜査でした。翌年に捜査を再開するというものの、家族はもちろん、捜査隊メンバーも、今回の打ち切りは遺憾だったでしょう。一方で、二度の台風や降雪に遭いながら、二次災害が出なかったのは奇跡的でした。

火山灰は水を含むと驚くほど粘度が高まります。しばしばコンクリート状になり、不謹慎な言い方ですが、地質考古学的には埋蔵物体が「化石」として保存される好条件と合致します。それほどの状況での捜査は非常に困難を伴うのです。

言うまでもなく登山には危険がつきものです。ましてや火山に登るとなれば噴火の可能性を念頭に入れるのは義務です。御嶽山の警戒度を最低レベルの「1」としていた行政に対する批判が出たのが、いかにも甘え性の日本人らしい。世界標準では、登山の自由が保障されている以上、危険を管理する責任は当事者にあります。

「警報が鳴っても、つい誤報だと解釈する」に代表されるように、脳には危険を危険だと正しく察知することを避ける「正常性バイアス」の傾向があります。今回の御嶽山も、登山計画書を提出して入山した人は半数以下でした。意識不足と言わざるを得ません。結果として、捜査費用は数千万円と試算されるほどに膨れ上がりました。

近年、自治体によって登山計画書の提出を義務付けている山岳が増えています。これに加えてGPS発信機の携帯を強制してはどうでしょうか。登山家個人のミス補綴（ほてん）に注（つ）ぎ込む公費が多少なりとも減るのならば、いくらかの不便を我慢してもらってよいでしょう。

さて、いよいよ冬を迎えます。例年どおりならば、今冬も、きっと雪山遭難のニュースが流れるに違いありません。

14 集中力を鍛える方法

集中力を鍛える方法はないだろうか――プリンストン大学のターク＝ブラウン博士らは、そんな試みを真剣に行っています。彼らの実験データから、いくつか有益な示唆が得られます。『ネイチャー神経科学』に掲載された論文はとくに興味深いものがあります。

一般に注意力は「低頻度に出現するアイテムを検出する能力」で測定します。たとえば、風景や動物の写真が次々と出てくる画面を眺めながら、ボタンを押す作業をやってもらいます。風景が出たらボタンを押し、動物だったら押さないというルールを課すのですが、動物の写真の出現率を風景の10分の1に設定すると、動物が現れたときにも、ついボタンを押してしまいます。このミスの回数を測定すれば、その人の集中力がわかります。

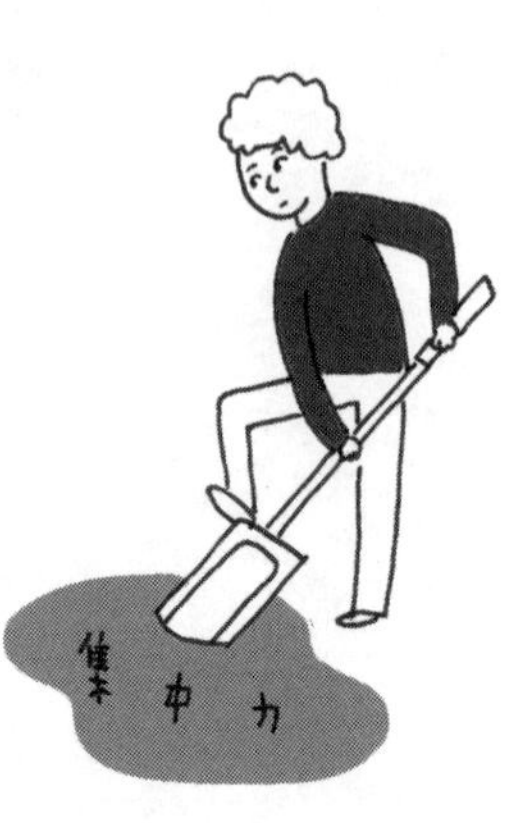

集中力は個人差が大きく、長時間にわたって注意を維持できる人もいれば、すぐに注意

力が散漫になってしまう人もいます。

では、集中力の足りない場合、これを向上させるにはどのようにしたらよいのでしょうか。

ターク＝ブラウン博士らは、脳の活動を記録しながら、集中力が落ちてきたら、識別の難しい写真を出し、課題の難易度を高めました。逆に、集中力が上がったら問題の難易度を下げました。こうしたトレーニングをしばらく続けると、その後、集中力を保つのが上手になるのです。集中するためのコツを摑むのでしょう。いずれにせよ集中力が鍛えられるのは嬉しい知らせです。

重要なポイントがあります。集中力が切れてきたら、普通の発想ならば、より簡単で集中力を要しない課題へと切り換えて対処することでしょう。ところが博士らは逆に、難しい問題に変えました。あえて集中力を要求することで、集中力を再活性化したのです。

集中力は、消費することで、枯渇してしまう減価資源ではなく、掘れば自ずと噴き出す湧泉なのです。

deBettencourt Turk-Browne (Nat Neurosci 2015) Closed-loop training of attention with real-time brain imaging

「AIチップ」を脳に移植して脳潜在機能を開拓

冬季スポーツのシーズンが始まりました。毎年感動的なドラマを繰り広げるフィギュアスケートは冬季の花形種目の一つです。フィギュアスケートは演技の難易度に応じてスコアが決められています。たとえば、ルッツジャンプはフリップジャンプよりも高い点が得られますが、両ジャンプを正しく見分けられる人はどれほどいるでしょうか。私は解説者の実況を聞いても皆目見当がつきません。

純粋に視覚の観点からは、同じ映像を見たとき、専門家には識別できるが、素人にはできないという状況は奇妙ともいえます。網膜までは誰にも平等な映像が届けられています。おそらく、すぐ下流の神経回路である視床(ししょう)や第一次視覚野も同様でしょう。つまり、脳の視覚神経情報としてはジャンプの種類はきちんと差別化されています。

ところが私の脳は、自分の脳の初期反応の差異に気づくことができません。自分の脳なのに自分で活用できないとは、いわば自己資産が凍結されているような状況で残念なことです。

「見る目を養う」とは、自分の脳活動を他ならぬ自分自身が運用するための訓練です。ならば一層のこと、自分の脳に眠った情報を人工知能（ＡＩ）に分析させて、当人に還元するのはどうでしょうか。隠れ資産を有効活用できるかもしれません。

この大胆な発想に立った研究プロジェクトが２０１８年10月に始動しました。科学技術振興機構の戦略的創造研究推進事業「ＥＲＡＴＯ池谷脳ＡＩ融合プロジェクト」です。ＡＩチップを脳に移植して脳潜在機能を開拓します。そのための基礎技術を開発しようという野心的な試みです。

この技術が成功すれば、スポーツの技を識別したり、囲碁将棋の手の筋を見極めたり、芸術作品の審美眼を養ったり、英語のＲとＬを聴き分けたり、絶対音感を身につけたりと、様々な活用が考えられます。

もちろん、患者や障害者への医療応用への夢も膨らみます。

http://www.ikegaya.jp/ERATO/

紺野大地、池谷裕二、「脳と人工知能をつないだら、人間の能力はどこまで拡張できるのか——脳ＡＩ融合の最前線」（講談社）

2章　ヒトは「因果応報」を好む⁉

女性の涙で性的興奮が減退する⁉

女の涙は武器——よく聞く言葉ですが、この意味を別の観点から再考させられるデータが報告されました。『サイエンス』誌に掲載されたイスラエル・ワイツマン科学研究所のソーベル博士の論文です。

ソーベル博士によれば、女性の涙には男性の感情に影響を与える化学物質が含まれるといいます。泣いている女性の姿を見れば、放っておけない、守ってあげたいと思う男性はいることでしょう。

今回の実験では、涙が男性の性的興奮を低下させることがわかったのです。『ニューヨークタイムズ』紙は、本論文の成果を「女の涙は『今夜はダメよ、あなた』の化学シグナ

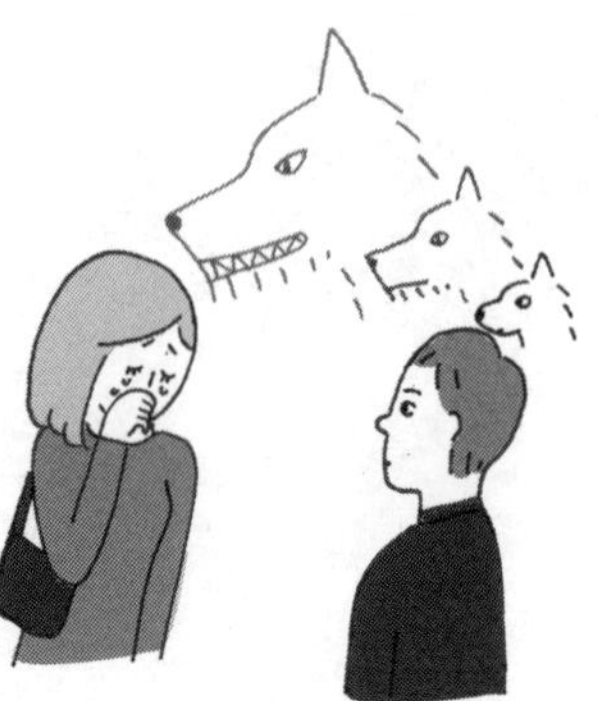

ル」という見出しで報道しました。

ソーベル博士の行った実験はこうです。

女性ボランティアに悲しい映画を観て泣いてもらい、涙を採取します。涙は無臭です。実際、実験に参加した24人の男性たちは、匂いを嗅（か）いでも涙か塩水かを区別ができませんでした。にもかかわらず、涙を嗅いだグループでは、女性の写真を見たときの性的興奮が減じたのです。ＭＲＩで脳の活動を調べても同様の結果が得られました。アダルト映像を観たときの脳の興奮も低下していたのです。

本人には嗅いだという自覚がないにも関わらず、これほどの強い作用が現れるのですから驚きです。さらに性的評価の対象が涙を流した当人に限らないという点も面白いところです。

男女は無意識のうちに、想像できないほど多彩な駆け引きをしているのかもしれません。

Gelstein Sobel (Science 2011) Human tears contain a chemosignal

② ヒトは「因果応報」を好む!?

「公正世界仮説」という心理をご存知でしょうか。

現実の世界が必ずしも公平でないことは誰もが理解しています。明確な理由もなく不幸が襲い来ることもあります。病気も同じです。2015年1月の『サイエンス』誌で、ジョン・ホプキンス大学のボーゲルスタイン博士らは、がんの発病が偶然に支配されていることを発表しました。博士らは、22種のがんの発生機構を探り、70%のがんは、細胞が増殖するときに起こるランダムな遺伝子変異によることを突き止めたのです。残りの30%は喫煙や紫外線が間接的遠因である可能性があるといいますが、しかし、多くのがんが「偶発的な不運」という事実に変わりはありません。

こうした理不尽な世界に生きているにもかかわらず、なぜか私たちは「公正な世界」を前提とする癖(くせ)があります。不条理や無根拠は心理的に認めがたいからです。その上、ヒトは背景に「物語」があることを好みます。とくに因果応報を詮索します。その結果、「世界が公正である以上、幸も不幸もそれなりの理由があるはずだ」と推測します。晴れたのは普段の行いが良いから。受験に失敗したのは初詣に行かなかったから。肺がんになったのはタバコや酒のせいだ――こうして成功も失敗も「自ら招いたもの」と当事者の責任に帰着されます。

この心理傾向は「良い行為はいずれ報われ、悪い行為は罰せられる」という勧善懲悪を生み、「だから日々努力すべし」と善行を促進するというよい側面はあります。しかし、たまたま事件や事故に巻き込まれた被害者については、アラ捜しの対象となります。「被害に遭うべき理由があったはずだ」と不幸を合理化するのです。「そんなに短いスカートをはいていたら痴漢に遭うのは当然だ」「そんな生活習慣だからがんになったのだ」という短絡的なこじつけはその典型です。

公正世界仮説の心理は、そうとわかっていても排除するのがなお難しいのです。安易な論理飛躍には気をつけたいものです。

Tomasetti Vogelstein (Science 2014) Variation in cancer risk among tissues can be explained by the number of stem cell divisions

③ 上流階級はモラルが低い!?

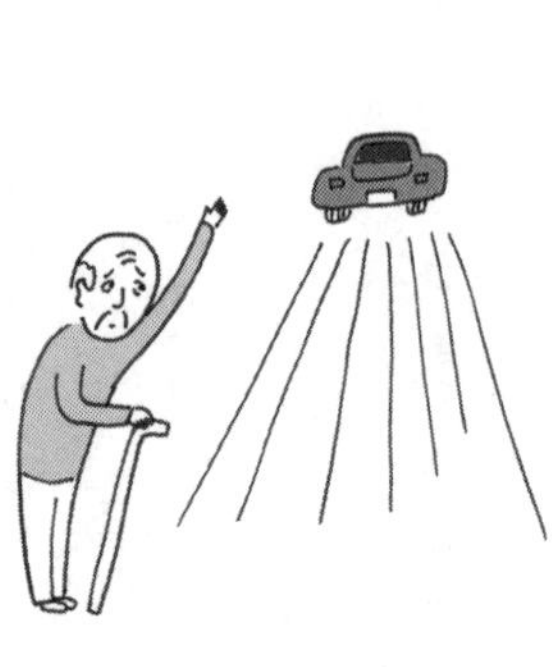

「金持ちが神の国に入るのはなんと難しいことか。ラクダが針の穴を通る方が易しい」というキリストの言葉が聖書にあります(ルカ福音書18章)。「金持ち＝悪」という図式はあまりに単純に思えますが、実際、カリフォルニア大学のピフ博士らは、上流階級はモラルが低いという事実を、七つの実験から証明しました。いくつか紹介しましょう。

まず運転マナー。博士らは、車を高級車から大衆車まで五つに分類し、階級別に交通マナーをモニターしました。すると、横断歩道で手を上げている歩行者を待たずに通過してしまう確率は平均35％のところ、高級車は47％でした。交差点で割り込む率も平均12％のところ、高級車は30％でした。

次にピフ博士らは、ボランティア参加者に人事面接官として就職希望者と交渉しながら採用者の給料を決めてもらう実験を行いました。志願者は長期的で安定な職を求めていますが、今回の採用ポジションは近々廃止予定です。こうしたケースでは、下流階層の人ほど不都合な事実を素直に告げて志願者と交渉する傾向が強かったのですが、社会的ステータスの高い人は事実を隠して交渉を進めることがわかりました。

ピフ博士らの報告書には、こうした興味深い調査データが並んでいますが、最後の実験がもっとも象徴的です。「自分は社会的地位が高い」と思って行動をしてもらうと、下流階級の人でも貪欲さが増し、非道徳的な態度になりました。つまり、モラルの低さは生まれつきではなく、地位が作ったものであることがわかります。さらに「金欲は悪でない」と説明して実験を行うと、下流階級者の尊大ぶりは、現実の上流階級よりもひどいものになりました。

実るほど頭(こうべ)を垂れる稲穂かな――日本にはよい格言があるものです。

Piff Keltner (Proc Natl Acad Sci U S A 2012) Higher social class predicts increased unethical behavior

貧乏人は困窮すると知性が鈍る!?

貧乏人は困窮すると知性が鈍る——そんなデータが発表されて話題を呼んでいます。『サイエンス』誌に、ハーバード大学のムライナタン博士とシャフィア博士が率いる研究チームが発表した論文です。

貧困層の特徴を調査したデータは少なくありません。たとえば低所得者は、健康への意識が低い、遅刻が多い、約束を守らない、金銭管理能力が低い——という統計データが出ています。もちろん例外は少なくありませんが、全体的にそうした傾向があるという指摘がなされています。

しかしこれだけでは、貧乏だからモラルが低いのか、人間性に欠陥があるから貧困に窮してしまったのかがわかりません。今回発表された研究成果は、この因果関係に切り込んだものです。

たとえば、車の修理で急に15万円が必要になったとします。そんな状況下でパズルを問いてもらうと、低所得者は成績が50％以上も悪化することがわかりました。映像を瞬時に判断するテストも同様に悪化しました。修理費が1万円だった場合には成績は低下しませんでした。

これらのテストは金銭とは無関係です。にもかかわらず影響が現れるという点が重要です。なお、高所得者は修理費いかんにかかわらず常に成績は安定していました。博士らは「低所得者は知能が低いのではなく、出費がかさむ状況では思考のリソースが奪われ、その結果として冷静さを失してしまう」と説明しています。

なんとも身も蓋もないデータですが、日本には「貧すれば鈍する」「備えあれば憂いなし」ということわざがあります。なるほど、脳とはそんなものかもしれません。

Mani Zhao (Science 2013) Poverty impedes cognitive function

ゲームの中毒性が自己管理能力を促進する!?

ＴＶゲームやＳＮＳなどのデジタル技術は脳にとって悪影響でしょうか。ゲームで遊ぶことで認知能力が高まるとするデータもあれば、ＳＮＳが台頭したここ10年で若者のうつ傾向が強まったことを示すデータもあり、専門家の間でも統一的な見解は得られていません。『ネイチャー』誌の論説でも、オレゴン大学のニック・アレン博士が「デジタル技術の是非を問うのは、車が運転者を事故死させうるかを問うのに似ている」と問題設定の不備を指摘しています。

なかなか結論の出ない混沌とした議論を眺めるにつけ、私は、心配するほどひどい悪影響はないだろうと判断しています。この判断は私自身がゲームと共に育った世代であり、おそらくは一種の自己弁護でもあります。

一つだけ指摘した注意点はデジタル技術の嗜癖（しへき）性の高さです。

世界保健機関（ＷＨＯ）が公開している国際疾病分類（ＩＣＤ）は、病気や死因の判定基準や名称を統一するための指針で、多くの臨床現場で採用されています。これが32年ぶりに刷新され、２０２２年には第11版となりました。

ここでは「ゲーム障害」が新たな診断カテゴリーとして収載されます。ゲームに夢中になるあまり睡眠や食事などの日常の活動が疎かになる状態を、正式に「病気」と認定し、治療の対象としようというわけです。

それほどゲーム依存症が世界的に問題となっているのです。

しかし嗜癖性の強さにも表裏があります。

たとえば、ゲームの中毒性が自己管理能力を促進することがしばしば指摘されます。ゲームにはまった経験から、自分の危うさに気づき、「一日60分まで」などといった制約を自ら設けるなどして時間管理や健康管理に気を遣うようになります。いわば反動効果です。

かくいう私も学生時代にゲームに出会い、自省を通じて自制心が養われた口です。

Haidt Allen (Nature 2020) Scrutinizing the effects of digital technology on mental health

6 O型は自殺率が少ない!?

自分の遺伝子を調べるのが世界的なブームです。病気の罹患率だけでなく、体質や才能もわかります。オバマ大統領が2015年に約250億円を投じて設立した「プレシジョン医療イニシアチブ」はこの流れに沿った国家計画です。たとえば、同じ糖尿病であっても、その実体は個人によって異なります。そこでゲノム情報から最適な治療法を選択しようというわけです。

ゲノム情報で注意を要する点は、プライバシー保護とデータセキュリティーです。遺伝子の情報は、いわば究極の個人情報です。悪意ある商売や差別の対象となってはなりません。

一方、これまで日本では、遺伝情報を日常的に扱ってきています。血液型がそれです。B型やAB型が不当な扱いをうける、いわゆる「血液型差別」を問題視する向きも一部にありますが、それほど一般的ではありません。おそらく血液型の影響は強くないと考える人が多いのでしょう。しかしそうとは限りません。

たとえばスウェーデンのカロリンスカ研究所が発表した論文によれば、O型はマラリアに罹(かか)っても劇症化しにくいそうです。原理は単純です。マラリア原虫の病原性は赤血球が鍵を握ります。一方、血液型とは赤血球の表面の「ざらつき」の違いです。感染時の脳血流の減少がO型では少ないのです。ナイジェリアではO型が人口の多数を占めますが、これはマラリアによる淘汰の結果かもしれません。

血液型が脳血流に影響するのであれば性格にも関連するはずです。アメリカ自殺研究センターが、先進国における自殺要因を大規模に解析したところ、国を超えて最も普遍的な要因は、年齢や離婚歴や酒などの環境因子ではなく、血液型にありました。O型は自殺率が少ないのです。

血液型占いを、あたかも星占いのように気軽に扱う日本人は、案外と、遺伝情報が孕(はら)む危険性を軽視しがちなのかもしれません。

Goel Wahlgren (Nat Med 2015) RIFINs are adhesins implicated in severe Plasmodium falciparum malaria

⑦ イメージトレーニングはダイエットにも効果的!?

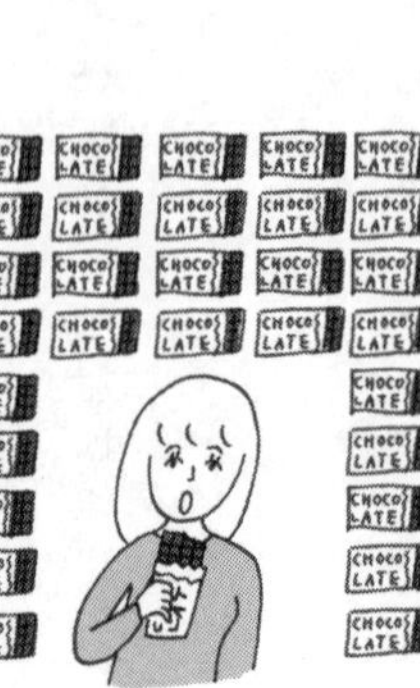

スポーツの訓練にはイメージトレーニングが効果的です。がむしゃらに練習するだけでなく、理想的な運動イメージを頭に浮かべると、実際の運動が効率化されます。その効果はスポーツ心理学の分野でよく研究されています。

興味深い例として、1．イメージトレーニングなしで運動訓練のみを行う、2．プロの試合を観戦してから練習をする、3．自分が身体を動かしている様子を脳裏に浮かべてから練習をする、の3つの訓練グループでは、最後のグループがもっとも成績が良いことが知られています。

ところが、イメージトレーニングは、スポーツのみならず、ダイエットにも効果があるらしいというから驚きです。

２０１０年12月の『サイエンス』誌に掲載されたカーネギーメロン大学のモアウェッジ博士の研究です。あたかも食べたかのようにイメージするだけで、食べたいという欲求が減るといいます。

実験ではチョコレートやチーズを用いています。

50人以上の参加者に対してテストを行ったところ、30個食べることをイメージすると、実際の摂食量がほぼ半分に減ることがわかりました。普通に考えれば、美味しい食べ物を想像すると、よだれが出て余計に食べたくなりそうですから、このデータは驚きです。

もしかしたら、食事そのものをイメージすることと、食べるという行為をイメージすることは、まったく異なる精神作用があるのかもしれません。

ヒトの持つ想像力の奥深さを感じました。

Morewedge Vosgerau (Science 2010) Thought for food imagined consumption reduces actual consumption

8 女性は自己アピールが下手!?

論文の記述スタイルにどんな男女差があるか調べられました。マンハイム大学のレルハイム博士らの研究で、その調査結果が２０１９年末の『ブリティッシュ・メディカル・ジャーナル』誌に公開されています。調査の対象になったのは２００２年から２０１７年に医学系・生物系の分野の専門雑誌に発表された６２０万報の学術論文で、同分野の論文がほぼ全て網羅された、きわめて大規模な調査です。

現代科学はチーム体制で研究を行いますので、ほとんどの論文には複数の著者が名を連ねます。この著者リストで特に重視されるのは筆頭と最後です。実験を行った人が筆頭著者で、研究を牽引した上司が最終著者になるのが慣例です。

今回の調査では、筆頭も最終も女性研究者だった場合を「女性研究チーム」として、それ以外の著者陣による論文スタイルと何が異なるかを調べました。

もっとも目につくのは、女性研究チームの自己アピール度の低さです。たとえば「先例がない」「顕著な」「ユニークな」など、発見の意義をポジティブに打ち出す単語の使用頻度が低いのです。とくに差があったのは「新規な（novel）」という単語で、男性が含まれる研究チームにくらべて59％も登場回数が少ないことがわかりました。

レルハイム博士らは「論文の押しの弱さが女性のポスト獲得への機会損失につながっている」と推測しています。この推測には少し飛躍があるように感じられますが、ポジティブな単語を論文に使ったほうが、その後その論文が参考文献として引用される率が10％以上高まるというデータもありますから、間違っているとまではいえません。

言われてみれば、「俺のほうがスゴい」といったマウンティングは、すでに小学生の頃から男子生徒のほうが強いようにも感じます。

Lerchenmueller Jena (BMJ 2019) Gender differences in how scientists present the importance of their research observational study

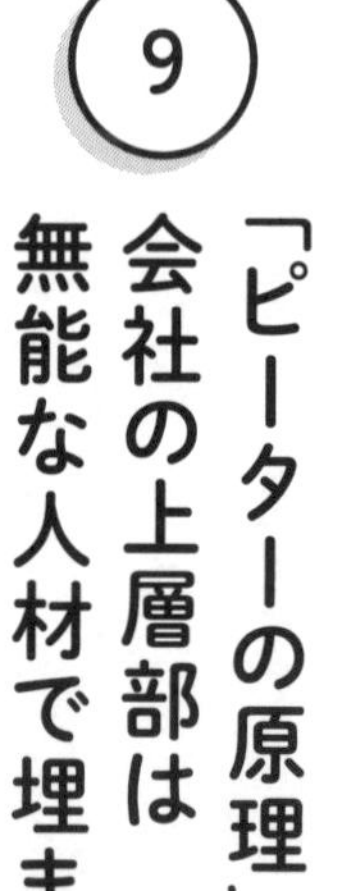

「ピーターの原理」——会社の上層部は無能な人材で埋まる⁉

ピーターの原理をご存じでしょうか。「会社の上層部は無能な人材で埋まる」とする、カナダの心理学者ローレンス・ピーターらが１９６９年に発表した説です。翌70年にはブリティッシュコロンビア大学のジュリアス・ケーン博士がコンピューター・シミュレーションを用いて、この仮説が数学的に正しいことを証明しています。

優秀な人が抜擢されて出世することを考えると不思議な気がしますが、理由は単純です。誰でも才能が認められれば昇進できるという自由競争が問題なのです。各人の能力には限界があります。次々に昇進していき、その限界が露わになった時点で出世が止まるわけです。結局すべての社員は自分の無能さが露呈する地位に停留することになります。

これが、ピーターの原理の真髄です。

学校のクラスのように各メンバーが平等な場合、問題になりませんが、会社のように階層構造がある場合には、ピーターの原理は避けることができません。体力のある大企業ならば、他部署の同等ポストに異動させて、能力不足が最小になる配置を模索することができますが、中小企業ではそうした試行錯誤する余裕はありません。とりわけ無能な社員が上層部で人事権を握ると、その悪影響は絶大です。ピーターの原理の悪魔に喰われて自滅してしまう企業もあるでしょう。

最近、カターニア大学のプルチーノ博士らは緻密な数学シミュレーションを用いて、ピーターの原理を避けつつ組織全体の生産性を高めるには、次の二つの方法があることを証明しました。①ランダムに昇進させる、②最高の才能を持った人と最低の才能を持った人を同時に昇進させる。

これらの戦略は直感に反しますが、「優れた者を上位に抜擢する」というシステムを採用しているからこそ避けられない現実がピーターの原理なのですから、現実は案外とそんなものかもしれません。

Plucino Garofalo (Physica A 2010) The Peter principle revisited A computational study

10 エリートは不平等に寛容!?

エリートは不平等に寛容——そんな調査結果が2015年、米国専門雑誌『サイエンス』で発表されました。

ボストン大学の経済学者レイモンド・フィスマン博士らの論文です。博士らはイェール大学法科大学院の学生（超エリート）208人を対象として、カリフォルニア大学バークレー校の学生（エリート）や一般市民の気質と比較しました。

実験では、ある金額を与えられ、自分の取り分と寄付分を自由に二分してもらいます。様々な条件において金額の分配がどう変化するかを調べることで、どれほど利己的な決断をするか、あるいは逆に他人の役に立とうと努めるかを判定できます。

実験の結果、イェール大生は、一般的に、人道的というよりは、費用対効果を最大にする傾向が強くありました。また寄付を減らし自分の取り分を多くする傾向も、市民層に比べて2倍ほど強いことがわかりました。カリフォルニア大生はそのちょうど中間でした。

なお、民主党と共和党どちらを支持するかと公平性は無関係でした。実際、イェール大生の9割は（人種公平性が高いとされる）民主党の支持者でした。

今回の調査からは、エリートだから不公平なのか、不平等に寛容だからエリートに登りつめたのかの因果関係は不明です。しかし大学の講義で、不平等な社会の実例に触れ、徹底的に議論する中で、不平等さへの心理的許容範囲が広がった可能性は十分にあります。

エリートたちは将来社会的に影響力のある職に就く確率が高いため、今回の調査結果は無視できません。実際、政府で政策立案に関わる者の多くはエリート大出身者です。

フィスマン博士らは「彼らは一般世間的な感覚よりも効率を重んじたルールを策案しがちだ」と推測しています。

Caplan (PLOS Biol 2015) Chloe's Law A Powerful Legislative Movement Challenging a Core Ethical Norm of Genetic Testing

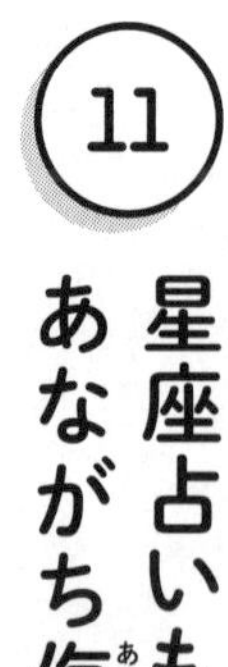

11 星座占いもあながち侮(あなど)れない？

性格は親から子に伝わる——そう聞いてもさして驚かないでしょう。周囲を見回せば、親兄弟の性格がしばしば似ていることを考えれば、遺伝的素因が多少なりとも影響しているのは確かです。この事実は、裏を返せば、性格を左右するＤＮＡが存在することを意味しています。

実際そんな遺伝子がいくつか同定されています。香港科技大学の周恕弘博士が２０１０年11月に報告したドーパミン受容体の「Ｄ４遺伝子」などは典型例です。Ｄ４遺伝子には２型と４型があり、どちらを持っているかで性格が異なります。

お金を２人で山分けする最後通牒(つうちょう)ゲームを行うとわかります。

これは、相手の提示額を素直に受け止めるか、拒否するかを決断するゲームです。拒否すると双方とも獲得額は０円となります。相手７に対し自分３の配分比ならばギリギリ拒否せずに受け取るのが平均的な数値です。

面白いことに、不公平に感じる配分率は、Ｄ４遺伝子によって変わります。２型を持っている人はより従順で、金額に多少の差があっても甘んじて受け取ります。一方、４型タイプは不公平に敏感で、より高額な配分を要求します。

博士のデータが話題を呼んだのは、遺伝子だけでなく、男女差や産まれた時季によっても、性格が異なることを丁寧に追求しているからです。

解析の結果、同じ４型であっても不満を募らせる傾向が強いのは、男性の場合は夏期、女性の場合は冬季に生まれた場合に限ることがわかりました。

今回のデータを見るに、星座占いもあながち侮(あなど)れないと感じるのは私だけではないでしょうか。

Zhong Chew (PLoS One 2010) Dopamine D4 receptor gene associated with fairness preference in ultimatum game

警察犬や麻薬探知犬「イヌの嗅覚はヒトの1億倍」ははたして本当か

嗅覚の鋭い動物といえば、イヌを思い浮かべる方が多いでしょう。

一説にはヒトの1億倍ともいわれる嗅覚を誇り、それゆえ警察犬や麻薬探知犬として活躍しています。

しかし、脳の研究を続けている私には不思議でなりません。イヌもヒトも鼻の上皮細胞にある「嗅覚センサー」は同じタイプのものなのです。なぜイヌは1億倍もの濃度の分子を感知できるのでしょうか。

イヌの嗅覚の鋭さは、解剖学者ブローカが1879年に著した記述が無批判に伝承された都市伝説とされています。

2017年、ルツガー大学のマクガン博士はイヌの嗅覚について再検証しました。その結果は予想通り、ヒトとイヌは臭いの感度は同程度だったのです。嗅ぎ分けの得手な臭いの種類に若干の差はありますが、ヒトよりイヌのほうが敏感だとするのは誤りだったのです。

では、なぜ空港の麻薬探知犬がスーツケースの中の違法ドラッグを探り当てることができるのでしょうか。理由はシンプルです。鼻を近づけるからです。あのくらい接近すればヒトも違法ドラッグを嗅ぎ出すことができます。

ただヒトにとって延々と嗅ぎ続けるのは骨が折れます。そもそもヒトは周囲の目が気になり、そんな作業は恥ずかしいでしょう。ならばイヌにやらせるのがよい。これが麻薬探知犬の存在する理由なのです。

問題は警察犬です。２０２１年、米国科学誌『サイエンス』で「警察犬による捜索で冤罪が多発している」という事実が指摘されました。警察犬が犯行の証拠を探知できるという確固たる科学的証拠はありません。

論説では「鼻が利く（と広く世間に信じられている）専門家がいるというだけでは証拠にならない」と主張されています。

日本でも警察犬による臭気選別の証拠能力が争われた事案がありますが、現在のところ、警察犬による臭い照合は物的証拠の代用として認められています。

Smith (Science 2021) The sniff test

⑬ 科学的仮説を「検証できない」ことを示す研究

ヨーロッパ神経心理薬理学大学は過去に行われた実験データや現在広く受け入れられている科学的仮説を「検証できない」ことを示す研究に1万ユーロの報奨を出すことを発表しました。似た試みとして、国際ヒト脳地図機構は、過去のデータを追試する研究に対し（成功しようがしまいが）２０００ドルの報奨を出すことを決定しました。これらの動向は、２０１５年に「心理学の研究成果の半分以上はほかの研究室の実験者によって再現できない」という衝撃的な論文が発表されたことが契機となっています。

科学とは知見に知見を重ねながら前進する人為です。過去の知見に誤りがあれば、その上に積まれた後続の知見の意義が損壊します。ＳＴＡＰ細胞の捏造事件のような不正行為は論外ですが、悪意がなくとも知見に誤りが含まれる可能性はあります。実験技術の限界からデータの解釈に誤解が生じたり、統計解析に不備があったりするのです（実験者は必ずしも数学の専門知識を持っているわけではありません)。

　加えて、一番に発見しなくては「発見」とみなされないという、科学ならでは宿命も罪深いものがあります。二番手の発見者は競争に負けたことになり（同じ現象を追試できたという点で有意義ですが）、論文として発表されにくい。つまり、公開されている論文リストだけからは、どの論文に再現性があり、どの論文には再現性がないのかを判断することは難しいのです。

　また、仮説通りの結果が出なかった場合や、有意な効果が得られなかった場合も、論文発表のモチベーションが少ない。知見が公開されない限り、どこかで別の研究者が同じ実験をして同じ失敗が繰り返される無駄も生じましょう。

　科学とは「偶有的な発見」を基盤にするため、もともと無駄な作業の多いものですが、このような人為的要因によってさらに徒労が増します。冒頭の報奨制度が一石を投じる仕掛けとして機能することを願います。

Anonymous (Nature 2017) Rewarding negative results keeps science on track Open Science (Science 2015) Estimating the reproducibility of psychological science

⑭ 科学的な正しさと社会的な正しさは異なる

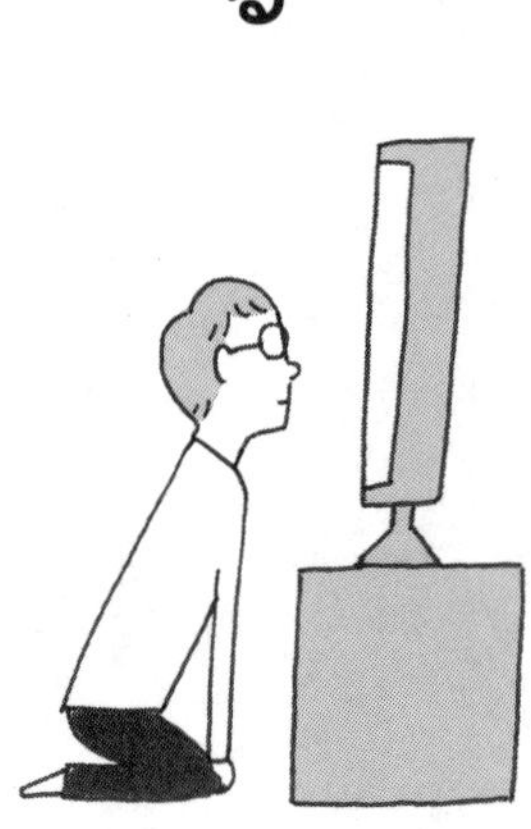

問1　電子は原子より小さい
問2　大気の酸素は植物から来る
問3　天然トマトには遺伝子はないが、遺伝子組み換えトマトには遺伝子がある

こうした科学の正誤問題に正解できるかで、その人の科学リテラシーがわかります。その上で「あなたは遺伝子組み換え作物に賛成か反対か」と訊くと、科学知識に乏しい人ほど遺伝子組み換え作物に反対する割合が高いことがわかります。これはコロラド大学のファーンバック博士らがアメリカ、ドイツ、フランスで行った調査結果です。加えて、この調査から、科学リテラシーが低い人ほど自分の科学知識に自信を持っていることもわかりました。別のアメリカでの調査によれば、科学者の88％は「遺伝子組み換え作物は健康に

害がなく食してもよい」と返答しますが、一般人では37％しか肯定的に答えません。
一般に、遺伝子組み換え作物は、味がよく、サイズも大きく、害虫にも強くなる方向に改良されています。さらに作付面積あたりの収穫量も高く、農地開拓を低減できるため地球にも優しいのです。しかし「そんなに良いことずくめならば遠慮なく遺伝子組み換え作物を導入せよ」と主張するのは短絡的です。なぜなら科学的な正しさと社会的な正しさは異なるからです。たとえば「テレビを近くで観ると目が悪くなる」は科学的には無根拠な迷信ですが、だからといって、近くで見て良いわけではありません。世間には「目が悪くなる」という説がまかり通っており、すぐには払拭できないからです。現状ではテレビを近くで観たら、注意されたり、行儀の悪さを指摘されたり、周囲の人を不快にさせたりと、自身にとっても保護者にとってもマイナス要素のほうが大きい。テレビを離れて観ることは、いわば「夜に爪を切らない」「夜に口笛を吹かない」と同じで、一種の社会マナーであり、科学的な正否とは別の問題です。遺伝子組み換え作物についても、同種の社会的問題が通底していることを先の調査論文を読んで痛感しました。

Fernbach Rozin (Nat Hum Behav 2019) Extreme opponents of genetically modified foods know the least but think they know the most

人の「感情」の前には科学的データや事実が勝てないのはなぜなのか

人は感情で動きます。

私は科学に従事する者として真実を重んじたいのですが、実社会では「科学的真実」は「社会的真実」にしばしば勝てません。科学的に正しくても、世間が生理的に受けつけなければ、社会からは拒絶されてしまいます。データや事実よりも「感覚的にどう思うか」が重要なのです。

ワクチンが怖いと思えば、頭では有効性を理解していても、接種をためらうはずです。「理性的であれ」と思いながらも、生身の「私」は感情を無視することは難しいのです。

真実よりも感情に重きを置く風潮は近年とくに強まっています。この流れは「ポスト真実」と呼ばれます。アメリカの作家スティーブ・テシックが導入した言葉で、彼は「事実を尊重する態度は時代遅れだ」と指摘しました。

厳密にいえば、ポスト真実が最近ならでは傾向なのか、以前からそうだったのかは定かではありません。これもデータに基づいて判断したいところです。

そんな中、トレンド解析を行った論文が『米国科学アカデミー紀要』に発表されました。ワーゲニンゲン大学のボレン博士らの調査です。博士らは過去170年の間に出版された本や新聞記事で使用される単語に着目しました。1800年代は「信じる」「美しい」「驚いた」「奇妙な」「落胆した」などといった感情や印象に関連した単語が頻繁に使われていましたが、1900年代になると、こうした単語の使用頻度は減り、代わって「制御」「結果」「技術」「開発」「率」「単位」などといった客観的な単語が増えていたということです。科学・技術が社会を牽引し、「理性的な人間像」が求められたからでしょう。

ところが、1980年以降は感情的な単語の使用が再び上昇し、2007年以降は1800年代よりもはるかに高いレベルに達していました。感情に重きを置く「ポスト真実」はたしかに隆盛しているのです。

「冷静になろう」「理性的であれ」という態度は、もはや過去の遺物。現代は「自分がどう感じるか」が至上の価値を持つ時代なのです。さて、科学者としてどう振る舞うべきなのでしょうか。

Scheffer Bollen (Proc Natl Acad Sci U S A 2021) The rise and fall of rationality in language

3章　「村八分」を数学的に証明する

① 「村八分」の本質を数学的に証明する

仲間外れ、いじめ、差別――一部の人々が大多数から排斥される「村八分」は、忠告や矯正などの外部介入だけではなかなか解決できない頑強な現象です。誰もが心を痛めるにもかかわらず、時代や地域を問わず、どんな集団にも見られることから、村八分は意図的に作られた現象ではなく、集団という本質的な性質に付随して生じる副作用の可能性があります。

そんな推察が、数学的に証明されました。蔚山科学技術大学校のキム博士が2014年4月の『プロスワン』誌で発表した論文がそれです。キム博士は驚くほどシンプルなコンピューターシミュレーションを用いました。

仮想世界に大勢の人を用意します。人々は自分と好みが似ている集団に帰属したいとい

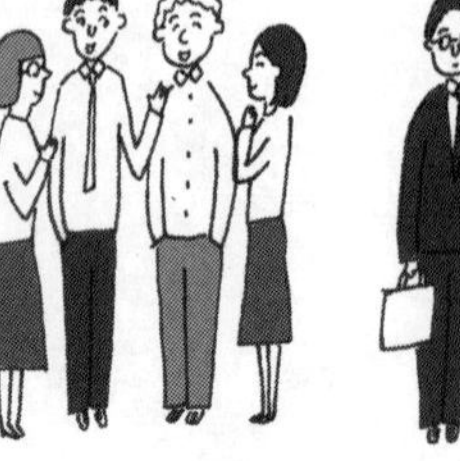

う欲求に従って行動します。似たもの同士が多く集まるほど、その集団はさらに魅力が増します。実装したルールはこれだけです。ところがシミュレーションを開始すると、人々は各々に小グループを作り始め、しだいに集団サイズが大きくなると、どのグループにも属さない少数派が生まれ、社会全体から孤立してしまったのです。

犠牲者の選定に理由は要りません。社会構成員の「誰か」が、明確な根拠もなく孤立する。そして一度孤立し始めると、一方的に拍車がかかり、もはや修復困難でした。

このシミュレーションでは、誰一人として「仲間外れを作ろう」という悪意を持っていないことに注意してください。自分と似た人と一緒に過ごしたいという各人の「温かい心」が、社会の中で相互作用することの必然的な帰結として、どこかで村八分が生まれてしまうのです。

キム博士はさらに重要な事実を提示します。自分の好みをはっきりと示さずにメンバー同士が仲良くなるよう奔走する利他的な人がいると、その集団はより大きく強固になりますが、意外なことに、その当人は仲間はずれの標的となり、社会全体から追放されやすかったのです。裏を返せば、自分の意見をはっきり言うことは思いのほか重要なことのようです。

Kim (PLoS ONE 2014) A Simple Model of Ostracism Formation

② コホート研究——集団を追跡し、得られるデータを活かす

「コホート研究」が大規模化しています。コホート研究とは、集団を追跡することで、たとえば特定の原因がその後ある病気を引き起こすか否かなどを判断する調査です。追跡人数や追跡年数が増せば、見落とされがちだった小さな影響も確実に捉えることができます。過去こうして判明したデータには、タバコと肺がんの関係など「やはりそうか」と思わされる結果もあれば、逆に、常識が覆るような結果もあります。

英国西部のブリストル市を中心に展開されているＡＬＳＰＡＣプロジェクト（子どもの成長を出生前から追跡し、ゲノム情報とともに蓄積する世界最大規模のコホート研究の一つ）が解明した意外な結果を二つほど紹介しましょう。

一つ目は、暴力ＴＶゲームに接して育った子どものその後についてです。青少年犯罪の原因をＴＶゲームに帰着する世論が強いですが、結果は意外なもので、幼少時に暴力ゲー

ムで遊んでも暴力的な傾向は増加しませんでした。それどころか学業成績や精神疾患の罹患率など、いずれも平均的で、一切の影響が見られませんでした。

二つ目は妊婦の食事について。マグロやサケなどの魚貝類にはＤＨＡのように身体によいとされる成分が含まれるものの、有機水銀などの毒物も多く含まれています。「妊婦は魚貝類はできるだけ食べないように」と公式に発表している国もあります。ところが、８歳の時点で学力を調査したところ、妊娠中に魚貝類を多く摂った母親から生まれた子のほうが言語知能指数が優れていることがわかりました。魚肉の栄養的利点が有害効果を上回るというわけです。

人々の思い込みは根深いものがあります。慎重な大規模コホート研究によって、世間で流布している風説の信憑性が、今後さらに明らかになっていくことを期待しましょう。

Etchells Munafo (PLoS One 2016) Prospectiveinvestigation of video game use in children and subsequent conduct disorder and depression using data from the Avon longitudinal study of parents and children Daniels Golding (Epidemiology 2004) Fish intake during pregnancy and early cognitive development of offspring

「集合知」――その複雑系ダイナミクス

「エッフェル塔の高さは？」
「FIFAワールドカップ南ア大会の総ゴール数は？」

そんなクイズ大会を想定しましょう。

5000人の回答者に対して、20人のチームで打ち勝つためにはどうしたらよいでしょう。トルクァト・ディ・テラ大学のナヴァヤス博士らの実証試験を紹介しましょう。得られた答えは「バギング」と呼ばれるアルゴリズムを用いること、つまり、小グループに別れて討論すれば勝てるという単純なものですが、『ネイチャー人間行動学』誌に発表された実験データの詳細は実に興味深いものです。

ナヴァヤス博士らは5180人の参加者を集め、実験を行いました。まず、各人に答えを推測してもらい、その回答の平均値を算出しました。その後に5人ずつに別れ、グループ討論させました。その後、また各人から回答を得て平均値を集計したところ、答えが正解に近づくことがわかりました。

集団に答えを知っている人がいれば、この結果は当然でしょう。しかし正解を誰も知らない集団であっても、グループ討論によって正解に近づきます。これは「集合知」と呼ばれる複雑系ダイナミクスです。

博士らの研究の白眉は、集合知の効果を定量したことです。たとえば、各５人からなる４つの小グループがあれば、全体の平均値に勝ります。つまり、20名が集まってグループ討論すれば、５１８０人の大集団に打ち勝つことができるのです。面白いことに、グループが４つ以上に増えても成績は向上しません。つまり、20人以上を集めることはヒューマンリソースの無駄です。

ちなみに、グループ討論の後、メンバーをシャッフルし、再度、新グループを作って討論させると、さらに成績が向上することも添記しておきます。

Navajas, J., Niella, T., Garbulsky, G., Bahrami, B., Sigman, M. (arXiv2017) Aggregated knowledge from a small number of debates outperforms the wisdom of large crowds

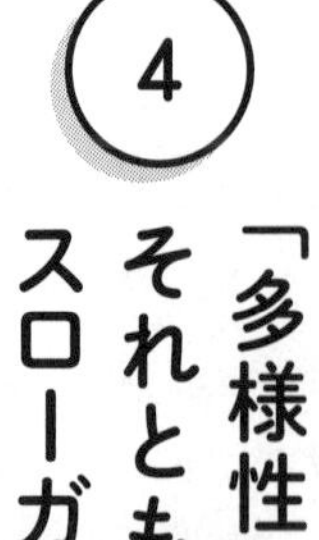

「多様性」は有益か、それとも表層的なスローガンか

ヒトは職場、学校、娯楽、近隣、家族など、さまざまなレベルで集団を作る社会性生物です。近年話題に上がるキーワードは「多様性」でしょう。ダイバーシティ、男女共同参画、グローバル、学際性——。これらは集団の多様性を意図しています。異なる意見を集結することで、「集合知」を導こうという試みです。

しかし、多様性は本当に有益でしょうか。無根拠で表層的なスローガンにすぎない可能性はないでしょうか。ミシガン大学のオリビエラ博士らは「多様な集団が同質な集団よりも精度の高い決断をすることは滅多にない」という耳の痛い事実を、多くの状況検討やシミュレーションで証明しています。

多様な集団がうまく機能して集合知を発揮するためには、一定の条件が必要だといいます。博士らが導出した条件は以下の三つです。

①社会的アイデンティティが判断の予測に役立つこと。
②その予測が適切な効果量を持っていること。
③社会集団の平均推定値が判断対象の真実を内包していること。

博士らによれば、現実の社会ではまず成立しないといいます。もちろん、たまたま条件が合致し、成功を収める集団もあるでしょう。マスメディアはそうした稀有な例を取り上げて礼賛するでしょうが、成功例を安易に真似するだけでは、労力に見合った成果は出ません。

集合知はさておき、多様性には別の利点があります。外部撹乱（かくらん）に対する「頑強性」を生み出すことです。逆に言えば、そうした有事の事態にならなければ多様性の恩恵はありません。となれば、「いつかの備え」としての多様性に投資するだけの体力があるかが一つの論点となるでしょう。

Oliveira Nisbett (Proc Natl Acad Sci U S A 2018) Demographically diverse crowds are typically not much wiser than homogeneous crowds

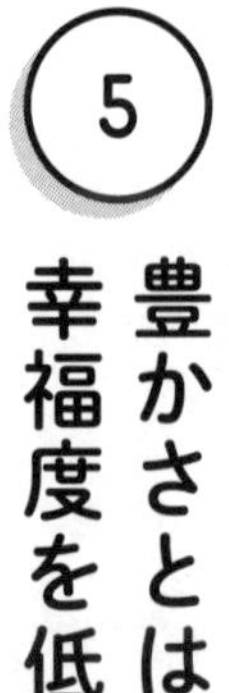

豊かさとは何か——幸福度を低下させる「時間貧困」

貧困にはいくつかの種類があります。一般に貧困と聞いてまず思い浮かべるのは、物質的な貧困でしょう。金銭や食料や物資などの不足です。

物質的貧困は幸福や健康や生産性を低下させます。その悪影響は古くから認知されていて、近年では世界的なレベルで支援や福祉の体制が整い、人々の生活の質は高まりました。

一方、これだけ経済的に豊かな世の中になっても、なかなか改善されないのが多忙さです。時間の貧困です。

アメリカの経済学者リチャード・イースターリンが「経済は過去数十年間で着実に増加したが、国民の幸福度はほとんど変わっていない」と時間貧困を指摘したのは40年以上前のこと。現在に至ってもなお、物質的な豊かさは時間の豊かさに変換されていません。

時間貧困もまた幸福度や生産性を著しく低下させるものの、救済制度はほとんどありません。物質貧困には毎年数十億ドルの経済政策が施されていることと対照的です。

　コロナ禍はこの時間貧困を新たな角度から救済した可能性があります。オンライン作業が一気に広がったからです。依然インフラや勤務制度の整備が追いつかず、完璧からは程遠い現状ではありますが、すでに通勤や出張から解放され、時間貧困が緩和した人は少なくありません。いずれリモートワーク体制が健全に消化されたとき、物質的貧困と時間的貧困は大きく改善されるかもしれません。

　しかし、もう一つ忘れてはならない貧困があります。社会的なつながりの貧困です。

人間の関係性はこれまでも、都会化や自動化や核家族化によって希釈されてきました。

今回のオンライン化は人間関係をさらに希釈化し、社会的貧困を加速させることでしょう。

「豊かさ」とは何か——。時代の節目に必ず問われる課題です。

Giurge West (Nat Hum Behav 2020) Why time poverty matters for individuals, organisations and nations

⑥ 「左団扇（うちわ）の生活」は幸せか？——「コントラフリーローディング効果」

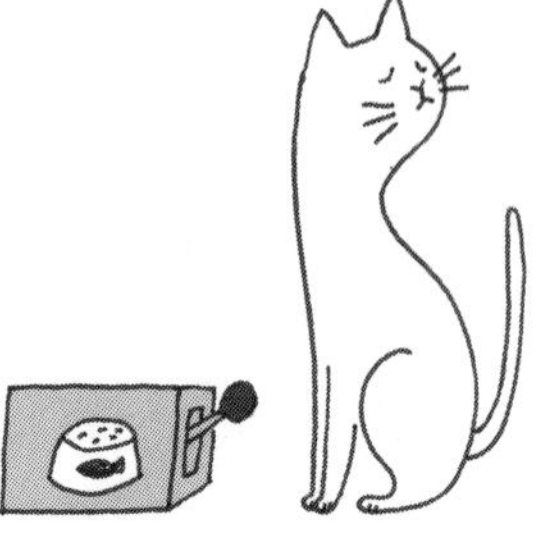

仕事柄、連日ネズミの行動を観察します。通常、餌は、皿に入れられいつでも食べられる状態ですが、レバーを押すと餌が出てくる仕掛けに変えると、すぐに学習し、上手にレバーを押すようになります。このネズミに二つの餌を同時に与えてみましょう。ひとつは皿に入った餌、もう一つはレバー押しで出る餌。得られる餌はどちらも同じです。さて、ネズミはどちらの餌を選ぶでしょうか。

試せばすぐにわかります。レバー押しを選ぶ率が高いのです。苦労せずに得られる皿の餌よりも、タスクを通じて得る餌のほうが、価値が高いというのです。

これは「コントラフリーローディング効果」と呼ばれ、イヌやサルはもちろん、鳥類や魚類に至るまで、動物界に普遍的にみられる現象です。ヒトも例外ではありません。とくに就学前の幼児は、ほぼ１００％の確率でレバーを押します。同じおもちゃでも、ガチャガチャなどの仕掛けを通じて手に入れることに喜びを感じます。成長とともにこの確率は減っていき、大学生になると選択率は五分五分となります。入手効率を重視するようになるものの、完全に利益だけを追求することはありません。

こうした実験データを眺めると、労働の価値について考えさせられます。「左団扇（うちわ）の生活」には誰もが憧れますが、仮にそんな夢のような生活が手に入ったとして、本当に幸せでしょうか。

団塊の世代が一斉に定年を迎えるようになった２００７年以降、突然仕事を奪われた手持ち無沙汰さからストレスを溜めこんでしまう、いわゆる「定年症候群」が話題に上がります。働いて得た給料と、何もせずにもらえる年金では、おなじ一円でも価値が異なるのでしょう。

ちなみに、コントラフリーローディング効果が観察できない唯一知られた動物がネコです。

ネコは徹底的な現実主義です。レバー押しに精を出すことはありません。

Inglis Lazarus (Anim Behav 1997) Free food or earned food A review and fuzzy model of contrafreeloading

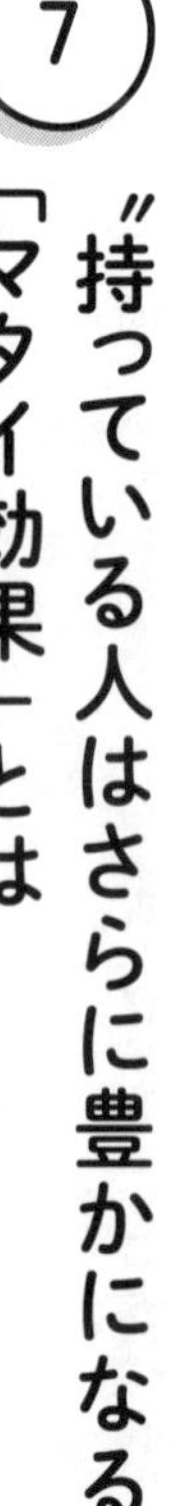

7 〝持っている人はさらに豊かになる〟「マタイ効果」とは

「金は片行き」と言います。金のあるところに金が集まるという意味です。専門的にはこれを、新約聖書マタイ福音書の「持っている人はさらに与えられて豊かになる」の一節にちなんで「マタイ効果」と呼びます。

実際、事業に成功すると、次の機会が開け、さらなる好運に恵まれる確率も高まります。逆に成功しないと次の展開が難しくなり、さらに成功から遠のく。こうして格差が累積するのが資本主義の原理です。

では、マタイ効果はどのように社会に浸透しているでしょうか。現実の社会構造の中では様々な要因が複雑に絡み合い、「マタイ効果」を厳密に定量することは困難です。この点において、研究者業界は一つの模範ケースとなります。基礎科学では営利を追求する必要がなく、一般的な経済原理が働かないため、マタイ効果をより純粋に観察することができるのです。

優れた研究成果をあげれば研究費の次期申請に有利に働きます。ハーバード大学のボル博士らが研究費の獲得状況を調査した結果、ある時点で成果をあげた研究者は、次期8年で平均2倍の研究費を得ることがわかりました。潤沢な資金があれば、優れた研究者が集まり、さらなる成果をあげやすくなります。マタイ効果です。

ボル博士らは重要な指摘をします。研究資金に格差が生じるのは、もちろん研究費配分の審査員が公平に評価したことの証拠ではありますが、実は、別の理由もあります。成果を残すことに失敗した者が研究費の申請を控える傾向があるのです。「どうせダメだろう」という消極的な姿勢が、マタイ効果を一層拡大しているというわけです。

ビジネスでも同様でしょう。仕事に失敗した者が諦め(あきら)て努力を放棄すれば、新たな機会も融資も得られず負のスパイラルに陥るはずです。

Bol van de Rijt (Proc Natl Acad Sci U S A 2018) The Matthew effect in science funding

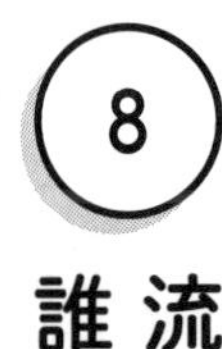

流行を生み出す人は誰なのか

ファッション、ヒット商品、流行語。どこからともなくブームは出現し、気づけば去ってゆく。複雑な情報ネットワークのなかで、流行を生み出す人はいったい誰なのか。キーパーソンを探る調査結果が、米科学誌『サイエンス』で報告されました。米ニューヨーク大学のアラル博士とウォーカー博士らの研究です。

博士らが目をつけたのは「フェイスブック」です。近年利用者が急増しているソーシャルネットワークの中でも、実名や性別、年齢が公開されているのが特徴で、より正確な追跡調査ができます。

博士らは、7000以上もの製品の「うわさ」を意図的に流し、この情報がどう人々の間を広まるかを調べるため、44日間にわたり130万人をモニターしました。影響力があるメンバーと影響を受けやすいメンバーを統計的に分類する過程で、見えてきた傾向を以下に列挙しましょう。

①同年代の間がもっとも情報が伝わりやすい、②高年齢（31歳以上）のユーザーは、若いユーザー（同未満）に比べて影響力を持っている、③男性は女性より感受性が高く、情報をそのまま転送しやすい、④男性が女性に、または女性が女性に与える影響よりも、女性が男性に与える影響のほうが大きい、⑤この傾向は、付き合っている男女間で特に顕著で、既婚者間では弱まる――。

つまり、独身男性は他人の影響を受けやすく、情報を拡散する役割を果たしているのです（意外にもより「おしゃべり」とされる女性ではないことに注意）。

この他にも、影響力を持つ人は他人からの影響は受けにくいことや、影響力の強い人は互いに直接の面識はなくとも人脈としてつながって集団化していることも指摘しています。単独では影響力がなくとも、周囲に影響力を持った者が凝集して、流行の起爆点となるということです。

この論文を丁寧に当たれば、効果的な広告や口コミ戦略につながる知見が得られるかもしれません。

Aral Walker (Science 2012) Identifying influential and susceptible members of social networks

9 芸術の価値をスコア化する挑発的な研究

芸術の価値を評価するのは難しい。芸術は表現も解釈も通り一遍でなく、創作者によっても鑑賞者によっても感じ方が異なります。芸術は、究極的には、個人の内側に閉じた「好みの問題」です。

一方、芸術が他者の目を意識した社会的所為という側面をもつこともまた事実です。作家以外に誰も理解できる人のいない作品を、人々は「芸術」とは呼びません。それは決して高尚にして難解な作品でなく、単に独りよがりの暴挙にすぎず、芸術的価値は皆無です。芸術は（少なくとも特定の集団の）人々から共感が得られて、はじめて「芸術」として認められます。

芸術の価値をどのように定量したらよいでしょうか。ノースイースタン大学のバラバシ博士らは『サイエンス』誌で、芸術家の社会的価値を数学的に計測できる方法を発表しました。

博士らは約50万人の作家について、作品がどのような展示会や画廊やオークションに出品されたかを36年間にわたり追跡集計しました。そのうえで個々の作品の「巡回」をネットワークとして表示すると、巡回コアとも呼べる「中心地」があることがわかりました。ニューヨーク近代美術館やグッゲンハイム美術館などは典型的な中心地として機能しています。

漠然と予想されるように、芸術家の世間での評価は、作品と中心地の近さと関連がありました（「近さ」とは地理的な距離の短さではなく、作品ネットワーク内での近さのことです）。実際、キャリア初期から中心地近くに付けていた芸術家ほど社会評価が廃（すた）れにくく、逆に遠い者ほど芸術家として短命でした。つまり、この計測法で「将来がどれほど約束されているか」が予測できたのです。

芸術をスコア化するとは何とも挑発的な研究ではありますが、「中心地への距離」という考え方そのものは、政治家から科学者まで、あらゆる職業においても成立しそうな概念ではあります。

Fraiberger Barabasi (Science 2018) Quantifying reputation and success in art

⑩ 渋滞を緩和する最良策と次善策

渋滞を緩和する最良策は、交通量に応じて課金すること——そんな議論が専門家の間で交わされています。

アメリカでは一人あたり年間42時間の渋滞に巻き込まれています。渋滞はストレスであるだけでなく、物流遅滞も深刻です。渋滞による経済損失はアメリカ、イギリス、ドイツの三国で４６１兆円と見積もられています。また、渋滞中は自然走行時より平均80％以上も余計に燃料を食うため、環境にも優しくありません。

渋滞緩和策の一つは人工知能によるカーナビ誘導です。最新のＧＰＳは数センチ単位で車の位置を測定できます。そこで道路状況に応じて各車の経路を振り分けるのです。特定の道路への一極集中が回避できれば、街全体としては効率的な交通が確保されます。ただし（たとえ渋滞した場合より早く目的地に到着できたとしても）当人としては遠回りさせられた感覚になることもあり、素直に誘導に従わない人もいるでしょう。

次善策は完全自動走行車です。ロボットは人間より道路空間を効率よく活用できるため渋滞解消に有望です。ただし自動走行が普及すれば、運転を避けてきた人も利用を始めるでしょうから、交通量がさらに増え、渋滞そのものの緩和にはつながらないという試算もあります。

そこで期待されるシステムが変動課金制です。

ストックホルムやシンガポールでは時間帯に応じて料金が変わります。しかし料金システム自体は固定されているため期待した効果が得られていません。これを解消する代案は、交通量を常時モニタしてリアルタイムで精細に料金を変動させるというものです。ドライバーたちはリアルタイムで混雑する道を避けようとするでしょう。

これを実現するためにはインフラ整備が必要ですが、その価値はありそうです。

Cramton Ockenfels (Nature 2018) Set road charges in real time to ease traffic

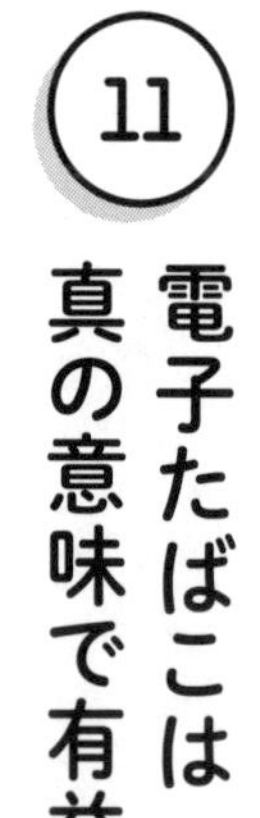

電子たばこは真の意味で有益か

日本の成人喫煙率は男性28％、女性9％。アメリカやオーストラリアに比べればまだ高い数値ですが、ずいぶんと減ってきました。喫煙率の低下の理由は、有害作用が社会的に認知されてきたことに加え、ニコチン置換機器が普及してきたことにもあります。

なかでも「電子たばこ」の市場拡大が目覚ましく、第三世代の電子たばこが開発された現在、産業規模で15兆円を超え、当初の予想を遥かに上回って浸透しています。2019年には「ほかのニコチン置換療法に比べ、禁煙成功率が1・8倍高い」という調査結果が医学専門誌に発表され、ますます注目されています。

しかし電子たばこは、真の意味で、有益性でしょうか。まずは副作用。発がん作用については多様なデータが発表され、完全なる意見の一致を見ていないものの、概ね「作用なし」との意見が優勢です。とはいえニコチンが多量に含まれているため、心臓発作や脳卒中の危険率は、通常の紙たばこよりも高いとされます。またニコチンには強い依存作用があり、電子たばこ依存症が新たな社会問題となっています。

これ以上に問題視されるのが、若者による乱用です。たばこ未経験者が電子たばこを使用するケースが増えています。アメリカではここ一年で10代による電子たばこの使用が倍増しました。ニコチンに味をしめた若者が、いまや紙たばこに逆移行しているといいます。電子たばこの目的に逆行する現象です。

わが国では少し状況が異なります。日本では電子たばこで用いられるニコチン液が薬機法の規制対象となっているため、自由に販売・購入できません。このため「加熱式タバコ」が主流です。

加熱式タバコは、いわばファッションに近く、有害作用や受動喫煙のリスクは紙たばこと大差ないという指摘もあり、使用を禁止している国もあります。

Editor (Nat Med 2019) Enlighten e-cigarettes

⑫ 若手教師が能力を発揮するのにかかる年月

学校教育の現場が変わりつつあります。教師の人材問題です。小中高の教師の約4割を占めていた五〇代のベテランが次々と引退を迎えているのです。東京都の公立学校教員だけでも毎年2000人規模の退職です。

人材不足を補うためには大量採用せざるを得ません。1999年度には公立小学校教諭の採用試験は十倍以上の競争率でしたが、2009年度には2・6倍に減少しました。ここ数年は追加採用も珍しくありません。教職不人気も重なり、全国レベルで教師の質の低下が危惧されています。

生徒の学力は、当人の勉学意識だけなく、親や校風などさまざまな影響で決まりますが、近年の調査によれば、担当教師の能力がとりわけ強い要因となっていることが判明しています。教育のツケは数十年後に国家レベルでやってきます。教師の人材は日本の将来を左右する重要な課題です。

これは日本だけの問題ではありません。アメリカではもっと深刻です。教師を勤めた歴年数としてもっとも多かったのは、１９８８年は25年間でしたが、２００８年にはなんと1年です。想像以上の重労働に意気消沈するのでしょうか。教師になって最初の５年間に約半数が辞めてしまうといいます。

若手教師が十分な能力を発揮するのにどれほどの年月が必要なのでしょうか。最近アメリカの公立高校教師を対象に大規模な調査データが発表されました。ノースカロライナ大学のヘンリー博士らの研究です。

調査結果によれば、新米教師でも４年の教育歴があれば十分なレベルに達するといいます。20代後半です。文系科目よりも、理科系のほうが熟達は早いようです。

ちなみに5年以内に辞めてしまう教師は、最初の１年ですでに教育能力に差が出はじめているといいます。

Henry Bastian (Science 2012) The effects of experience and attrition for novice high-school science and mathematics teachers

4章　「ヒト度」を高めてみませんか

① 「ヒト度」を高める心理的負荷の高い読書

ヒトは対人関係を重視します。相手の感情や行動を読みながら随時ふさわしい対応を心掛けます。こうした「気遣い」によって潤滑な社会が生まれます。野生の動物の一部も社会を作るものの、「相手に対する長期的な期待」を持っていることがヒトに独特です。自分が相手の心を読んで行動する代わりに、相手にも自分の心を読んでもらうことを自然と要求しています。

ところで、本人が自覚しているかどうかは別として、対人対応が得意な人とそうでない人がいます。では、心を読む能力は鍛えられるのでしょうか。2013年10月の『サイエンス』誌に掲載されたニュースクール大学のキッド博士らの研究によれば、「小説を読むのが効果的だ」といいます。

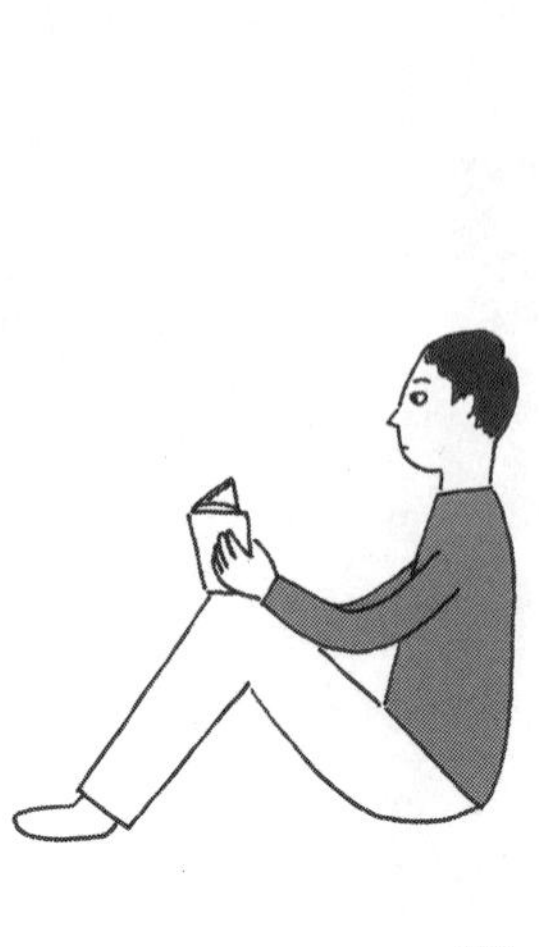

博士らは、数百人の実験参加者に対し、様々な状況に置かれた人を想像して、そのときの感情を推測するテストを行いました。面白いことに、テストの直前に短編小説を読んでもらうと、テストの点数が5～10％上昇しました。

ただし注意が必要です。小説なら何でもよいわけではありません。文学賞を取るような格調高い文芸作品でないと効果がありませんでした。

大衆性の高い探偵小説や恋愛物語は、誰にでも分かるように平易な文章で綴られているため、思考への負担が少ないです。一方、文学作品は隠喩や多義的表現など、「芸術的」なスタイルが多く、読者に場面をイメージしながら読むことを強います。これが心を読む訓練になるとキッド博士らは推測しています。

「読書して考えないのは、食事をして消化しないのと同じである」とは哲学者エドマンド・バークの言葉です。

読書の秋を迎えました。心理的負荷の高い読書を通じて「ヒト度」を高めるための抜群の季節を迎えました。

Kidd Castano (Science 2013) Reading literary fiction improves theory of mind

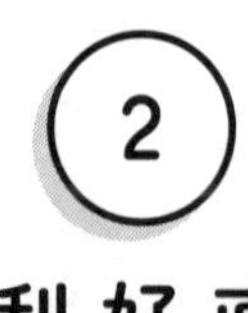

直感的に決断すると、好みが一定し、利他的になる

商品を選択するとき、何を基準にし、どれほど時間を掛けて選ぶでしょう。選択根拠の一つは「好みの一貫性」とされます。たとえば、高価な絵画を買うとき、部屋に飾って何年も飽きないことが重要です。これは流行の変遷の速いファッション界でも同様で、仮に来年は着られなかったとしても、今シーズン中は好んで着続けられるデザインを選ぶでしょう。

好みの一貫性は何に由来するのでしょうか。「じっくりと思慮するから選択がブレない」と考えるのが一般的でしょう。ところが最近の心理研究によれば、どうもそうではないらしいのです。ラドバウド大学ナイメーヘンのデクスタハウシュ博士らの研究を紹介しましょう。

博士らは、いくつかの巧妙な実験を行ない、熟慮すると好みが一定せず、むしろ嗜好がブレることを示しました。さらに博士は、もともと熟考する傾向のある人は好みが一貫しない傾向があり、瞬時に判断する人は好みが安定していることも示しています。とくに考慮すべき項目が多い複雑な選択になるほど、両者の差は顕著になります。

この延長で行われたハーバード大学のランド博士らの実験が、さらに示唆に富んでいます。手渡された金をどれほど寄付するかを観察したところ、寄付金額の決定が速い人は寄付率が高かったのです。逆に熟慮するタイプは自分の利益を優先する傾向がありました。興味深いことに、判断の遅い人でも、迅速に判断してもらえるように促すと、寄付率が高まりました。

直感的に決断すると、好みが一定し、しかも他人に利する行動を取る。一方、一歩踏み留まって考えると、自分の内なる声に正直でなくなり、しかも利己的になる。

なるほど。今年は即断即決。直感で生きることを目指そうではありませんか。

Nordgren Dijksterhuis (Northwestern Scholars 2009) The devil is in the deliberation: Thinking too much reduces preference consistency Rand Nowak (Nature 2012) Spontaneous giving and calculated greed

③ 目標が漠然としていると気分が凹む

目標が漠然としていると気分が沈む――。こう示唆する調査データがあります。リヴァプール大学のディクソン博士らの研究です。この研究の出発点は、うつ病患者に見られる「過剰汎化（はんか）」の傾向です。

一般則を導く能力である汎化は、元来、大切な脳の作用です。たとえば、冗談で笑わせようとしたが失敗したとき、「選択した表現が悪くて伝わらなかっただろうか」「場にそぐわない内容だっただろうか」などと、一般的な視野から自分を見つめ直すこと（汎化）によって、次に活かすことができます。ところが、うつ状態にあると「私は嫌われているのだろうか」「そもそも私の発言は無価値だ」などと汎化が過剰になります。

この知見に基づき、ディクソン博士らは、うつ病患者では将来を展望する場合でも過剰汎化に陥っている可能性を検証しました。

調査では、90秒の制限時間を設けて、達成したい目標をできるだけ多く書いてもらいました。すると、健常な人は「ピアノの練習を毎日1時間続ける」「半年で体重を2kg減らす」などと具体的な目標を立てるのに対し、うつ病患者は「ピアノが上手になる」「幸せになる」などと曖昧な目標を設定する傾向があることがわかりました（なお、目標の列挙数に差はありませんでした）。

曖昧な目標は達成感を希薄にします。ピアノは上達してもさらに高い目標が見えるだけで、達成感は得られません。プロ演奏家ですら自分の技術に満足することはありません。幸せの基準も同様で、目標が達成されたか否かの判断が難しいものです。つまり、曖昧な目標はそれ自体が達成への妨げとなります。

目標を達成できないという自己嫌悪は、さらなる負の思考を引き起こすでしょう。ディクソン博士らは「目標を細かく設定することが、負の連鎖を断ち切る秘訣だろう」と提案します。

Dickson Moberly (PLoS One 2013) Reduced specificity of personal goals and explanations for goal attainment in major depression

人は他人の目があったほうが善行に励む

イングランド出身の元サッカー選手ベッカムの私的メールが不正侵入されたとき、ベッカムは脅迫に屈せずに要求額を払いませんでした。その腹いせからハッカー集団は盗取した私的メールをリークさせましたが、そのメール内容でベッカムは世間から非難を浴びることになりました。

ベッカムはユニセフの親善大使を務めていますが、これが慈善の心からではなく、慈善活動を公に認めてもらうことでナイトの爵位を獲得するためであったことがメールに赤裸々に書かれていたのです。

これがベッカムのイメージダウンにつながったとするのが世間一般の解釈ですが、一方

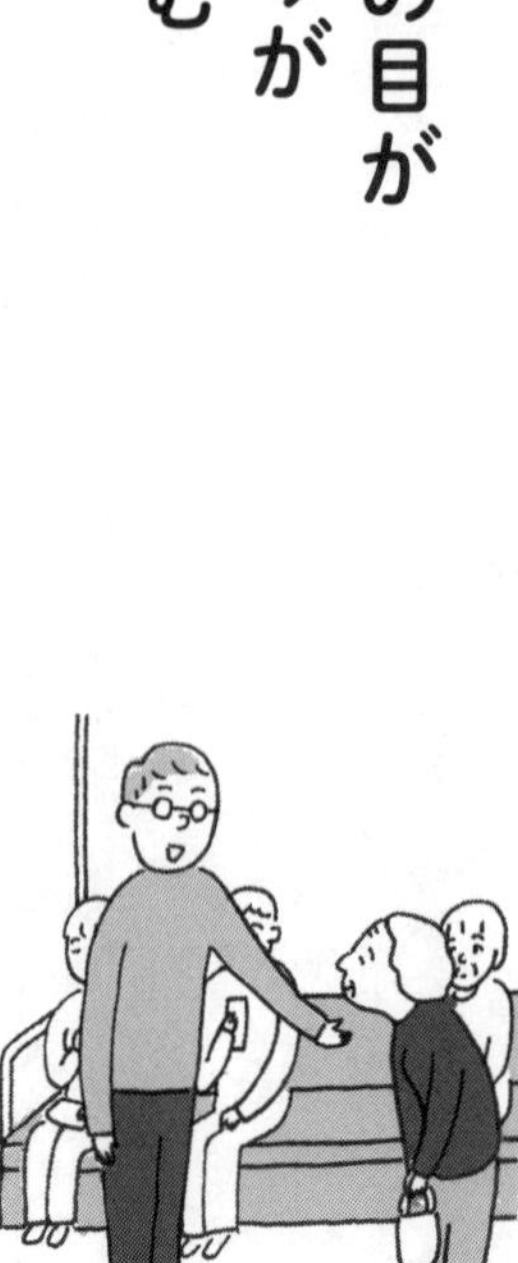

で、こうした論調そのものに問題があるとする意見もあります。慈善の意義が問われているのです。

慈善のスタンスは国によって大きく異なります。イギリスのチャリティー団体ＣＦＡが発表した世界寄付指数レポート２０１８版によれば、過去30日間に慈善活動に寄付をした国民の割合の1位はミャンマーの88％、２位はインドネシアの77％でした。以下オーストラリア、ニュージーランドと続きます。日本はランクインしていません。

アメリカはかつて上位の常連でしたが、ここ10年で10％以上落ち込み、いまは12位です。寄付離れが進んでいるのです。その一因が「他人のための行動は利己的な行動よりも清らかなことだ」と、寄付を美徳として崇めすぎたからだと指摘されています。

人は他人の目があったほうが善行に励みます。実際、寄付者の名前を公表する募金のほうが寄付者は増えます。つまり、人間は自尊心を持ち、善行のバランスを取り、究極的には自分のために動く生き物なので、その心理を無視して「無償の愛」を謳うと逆効果になるのです。

社会福祉において重要なのは「結果」であって、「動機」ではないということでしょうか。現代は慈善のあり方が変わる節目に立っているのかもしれません。

Laffan Dolan (Nat Hum Behav 2020) In defence of charity which benefits both giver and receiver

ミーティングや講演では会場のどこに座るべきか?

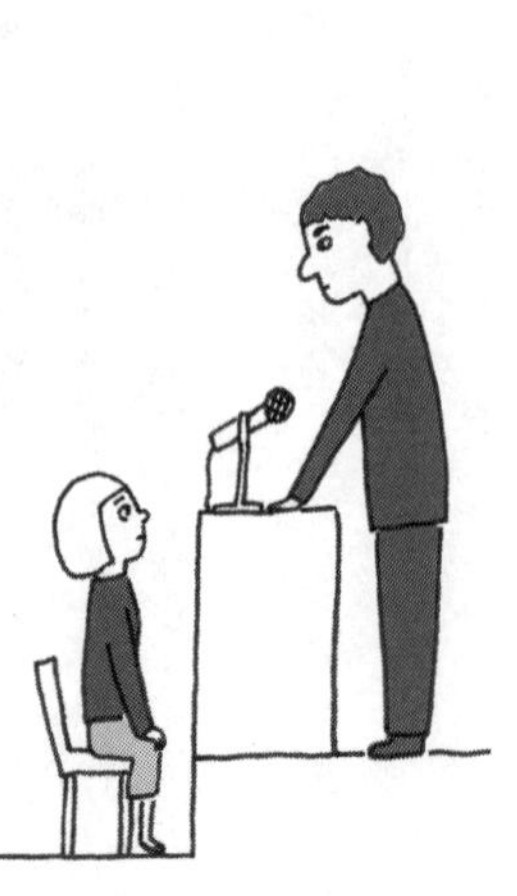

ミーティングや講演では会場のどこに座るべきでしょうか。厳密な結論を出すことは難しいですが、学校の授業という体系的な状況下ならば多くの調査報告があります。前方席に座るべきです。

ボーリング・グリーン州立大学のベネディクト博士らが1万6千人の学生を対象に調査したデータを紹介しましょう。博士らは講義室を前方席、中間席、後方席の3ゾーンに分け、聴講していた席と試験成績との関連を調べました。

調査から判明したもっとも明瞭な事実は、欠席しがちな学生ほど成績が悪かったことです。これは当然でしょう。次に明確だった事実は、前方席に座っている学生ほど成績が高かったことです。「優」率は後方席の学生の約2倍でした。当人たちに「どの席を好むか」とアンケートを取っても同様の結果が得られました。つまり、成績は、席位置そのものより、勉学へのモチベーションの高さで概ね説明できそうです。

しかし、ベネディクト博士らは、モチベーションの高くない学生を強制的に前方に座らせた場合でも成績が向上することも見出しています。別の大学の調査でも、前方席に座らせたほうが授業内容をよく覚えていることが報告されています。教師との距離が近いほうが、講義への参与感が増すからでしょう。

ところで、こうしたデータの多くは欧米での調査です。日本ではどうでしょうか。大阪歯科大学元教授の西川泰央元博士らが調査結果（２０１７年）を報告しています。

意外なことに海外と傾向が異なります。成績上位者は前方席に座らず、むしろ中間席から後方席に座る傾向がありました。理由は不明ですが、西川博士らは内気な女子学生が多い可能性を指摘しています。彼女らが前方席に座ればもっと好成績を収めたかもしれないと考えると惜しい気もします。

Benedict Hoag (Res Eco Edu 2004) Seating Location in Large Lectures Are Seating Preferences or Location Related to Course Performance.pdf

Hirano Nishikawa (J Osaka Dent Univ 2017) College students with high academic performance do not choose front-row seats in the classroom

6 あがり症の人は「不安を書き出す」こと

あがり症の人にとって朗報となる研究が、2011年1月の『サイエンス』誌に掲載されました。シカゴ大学のベイロック博士の論文です。

入学試験やコンテストに臨むとき、緊張感を取り除く方法として、さまざまなアイデアが提案されています。深呼吸をするという比較的まっとうなものから、手のひらに「の」の字を書いて飲み込むというおまじないのような奇抜なものまで実に幅広くあります。その多種多様さは、本番で実力を発揮できない人の多さと、その切実な思いを反映しているのでしょう。

とりわけ一回の試験で人生が決まってしまうような強いプレッシャーのかかる状況では、普段どおりの実力を発揮することは誰でも困難なはずです。そんなときはどうしたらよいのでしょうか。ベイロック博士はシンプルな実験を行って、見事にこの疑問に答えました。

博士の提案する対応策は「試験への不安を書き出す」ことです。

ベイロック博士は、高等学校の生徒106名に対して、期末試験でこの事実を確認しました。テスト直前に10分の時間を与え、次の試験科目のどの部分がどう不安に感じているかを具体的に書き出してもらいます。すると緊張感がほぐれ、10%ほど点数が向上しました。

試験に関係ないことを書くのでは効果がなかったことから、気持ちを素直に吐き出すことが重要であることがわかります。

なお、堂々として緊張しないタイプの生徒では、書いても成績は変わらなかったとのことです。

Ramirez Beilock (Science 2011) Writing about testing worries boosts exam performance in the classroom

⑦ 人の「選択」は、非常に感覚的で不条理

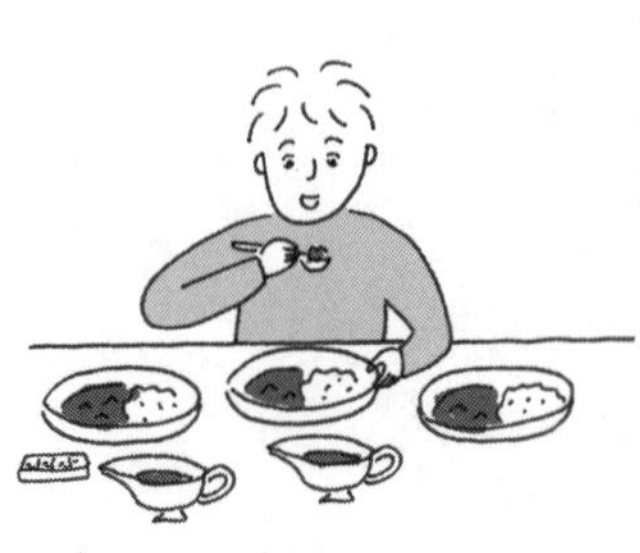

カレー店を経営しているとしましょう。店のメニューは、

■普通カレー　¥1000
■特製カレー　¥1500

の二つです。客の多くは安価な普通カレーを注文するかもしれません。そこで、特製カレーの注文を増やし、増収を図るとしたらどんな対処法が考えられるでしょうか。最もシンプルな方法は選択肢を一つ増やすことです。

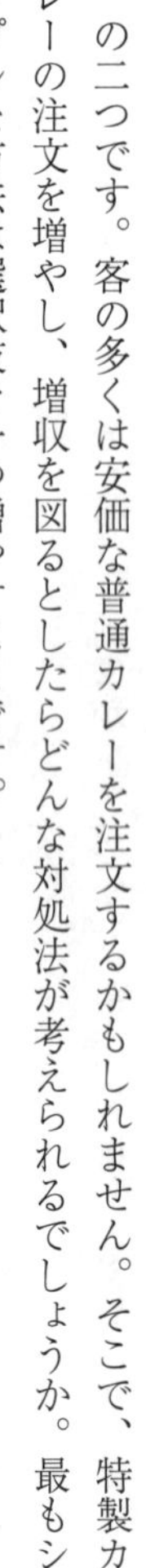

■普通カレー　¥1000
■特製カレー　¥1500
■極上カレー　¥4000

この選択肢から選ぶ場合、特製カレーへの選好が心理的に高まることが知られています。高額な極上カレーをオプションに加えることで、相対的に特製カレーを安く感じさせることができます。いわゆる「おとり効果」です。

米マサチューセッツ工科大学のアリーリー博士らの実験が面白いのです。経営学を専攻している学生に英経済誌『エコノミスト』を定期購読してもらいました。

■ウェブのみ購読　＄59
■冊子&ウェブ購読　＄125

という選択肢では、冊子とウェブの同時購入を選んだ学生は32％でしたが、選択を増やし、

■ウェブのみ購読　＄59
■冊子のみ購読　＄125
■冊子&ウェブ購読　＄125

としたら84％の学生が冊子とウェブの同時購入を選びました。冊子の値段を「冊子&ウェブ」と同一に設定することで、見かけ上のお得感を狙っています。実際、この効果は絶大で、おとり選択肢を一つ増やしただけで、40％以上の収入増となりました。

人の選択は理詰めではなく、非常に感覚的で、ときに不条理でさえあります。購買する

ときには、感覚で決断するのでなく、選択肢の裏に設置された戦略を疑ってみる視点も必要です。

では、選択肢が多ければよいかというとそうとは限りません。コロンビア大学のアイエンガー博士らは、ジャムの試食販売ブースで、6種のジャムを売る場合と、全24種を売る場合を比較しました。立ち止まる人は24種のブースのほうが多かったのですが、実際に商品を買ってもらえる率は反対の結果になり、結果として、6種陳列のブースのほうが、何倍もの売り上げをあげました。

博士らはこの結果を「同時に処理できる情報に限界があり、許容量を超えると購買意欲が低下する」と説明します。

メニューが豊富なラーメン屋よりも「うちは塩ラーメン一本です」と言ってもらったほうが、気持ち良いし、信頼できる気がするのは私だけでしょうか。

Huber (J Consum Res 1982) Adding Asymmetrically Dominated Alternatives Violations of Regularity and the Similarity Hypothesis

5章　遺伝子（DNA）は、高密度の情報保管庫

① ヒトに用いられる「ゲノム編纂（へんさん）技術」

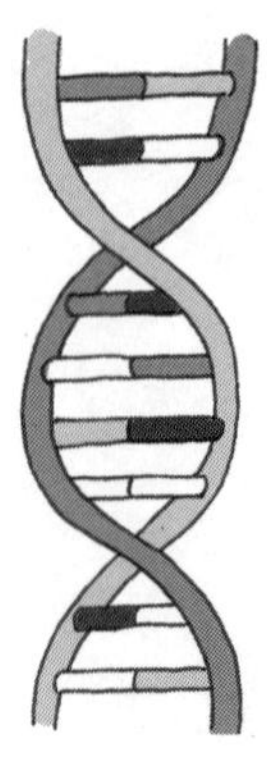

ノーベル賞確実とされている技術があります。「CRISPR—CAS9」と呼ばれ、遺伝子（DNA）を直接編集する実験手技です（以下「ゲノム編纂（へんさん）技術」と呼びます）。2012年に確立されたばかりの新技術ですが、数年以内にノーベル賞が期待されています（注　2020年にノーベル化学賞が与えられました）。

従来の技術でも遺伝子を改変することは可能でした。実際すでにヒトの手が加わった「遺伝子改変生物」は無数に生み出されています。しかしゲノム編纂技術は簡便かつ迅速に遺伝子を変更することができます。材料は微生物が外敵の遺伝子を切断するための防御酵素です。この「武器」を生物研究者が巧みに転用し、一般生命体のゲノム編纂用のツールへと応用したのです。

この技術がもたらす恩恵は計り知れません。なにより基礎生物学の知見が大きく発展するでしょう。もちろん、この技術はヒトにも応用できます。おそらく改造人間を創ることができるでしょう。

となれば、もはや創造主「神」の領域です。最後の聖域への「禁じ手」に国際的なルールを定めようと、2015年12月、ワシントンで会議が開かれました。主な参加国はアメリカ、イギリス、そして中国です。

中国が参加した意義は大きいでしょう。なぜなら前年、中山大学の黄軍就らが世界に先駆けて、ヒトの胚(はい)の遺伝子編集を成功させ、倫理的な波紋を呼んでいたからです。

同会議が提出した結論は「次世代に引き継がれる生殖細胞でなければゲノム編纂技術をヒトにも用いてよい」という大筋合意です。

これを受けて2016年、米国食品医薬品局（FDA）が世界に先駆けて、ゲノム編纂技術の安全性を確かめるためのヒト臨床試験の承認を出す見通しです。いよいよヒトへの本格応用の始動です。副作用などの有害作用が認められなければ、ゲノム編纂技術は、がんをはじめとした多くの遺伝子関連疾患を抜本的に治療する新戦略となるでしょう。

Doudna (Nature 2015) Embryo editing needs scrutiny
Liang Huang (Protein Cell 2015) CRISPRCas9-mediated gene editing in human tripronuclear zygotes

②波紋を呼ぶ「ヒトゲノム書込計画」

「ヒトゲノム書込計画」が波紋を呼んでいます。ヒトゲノム「解読」計画が完了したのが２００４年。各国の研究機関が協力し合い、10年ほどの歳月を掛けて、ある一人の全ゲノムを解読し尽くしました。この人類史上稀有の偉業と讃えられた計画から12年。２０１６年に、その続編として宣言されたヒトゲノム書込計画は早くも、その影響力と衝撃で「ヒトゲノム解読計画」を超えると目されています。

この計画の目的は名称通り、ゲノム情報を「書き込む」ことです。あえて扇動的に表現するのであれば、ヒトのゲノムをすべて人工的に化学合成して、新たな人間を造ることを可能にするプロジェクトです。

まるでＳＦのような話ですが、細菌のようなシンプルな生物では、すでにゲノムの化学合成が成功しています。人間の手で合成したゲノムにより確かに「人造細菌」は生きます。

あえて元の細菌どおりに合成せずに、一部を改変することで自然界に存在しない新種の細菌も作られています。この技術をヒトのゲノムにも応用しようというわけです。

もちろんヒトと細菌ではゲノムのサイズが異なります。すぐには成功しないでしょう。しかし、著名な研究者25名がこのプロジェクトに名乗りを挙げ、研究界は一気に騒然としました。

発足に先立ちハーバード大学で専門家会議が行われています。ところが参加者は恣意的に選ばれた科学者、弁護士、倫理学者ら約１００名だけでした。極めて閉鎖的な会議で、『秘密会議』などと批判されました。こうした批判に対し、発足者たちは自分たちの目的を純粋に科学的なものであるとし、人造人間をデザインするわけでないと主張しています。

ともあれ、研究資金１億ドルが用意され、年内（２０１６年）にもプロジェクトが始動します。どんな結末が待っているでしょうか。

Boeke Yang (Science 2016) The Genome Project-Write

③「DNA型鑑定」が冤罪(えんざい)を生む!?

捜査機関による被疑者の特定において、DNAの証拠は、証拠裁判主義(事実認定は証拠によって行なうべきという大原則)の刑事訴訟で絶大な威力を持ちます。

現在、DNA型鑑定は市民権も得ており、メディア等で「現場の遺留物に含まれていたDNAの型が被疑者のものと一致した」と報道されれば、誰しも「犯人は確定された」と信じるでしょう。

犯人の同定だけではありません。冤罪(えんざい)の証明にもDNA型は強い証拠として機能します。現に、刑が確定したあとに新たなDNA情報によって別の真犯人が発覚した例もあります。DNA型鑑定は、従来の捜査法では達成できなかった高い精度を誇る技術。まさに科学の勝利です。

しかし、この絶対的な信頼が仇(あだ)となったケースもあります。DNA型鑑定が冤罪を生むのです。アメリカで逮捕されたデヴィッド・カム氏の事例が典型的です。

２０００年9月28日、カム氏が帰宅すると、ガレージで妻と２人の娘が射殺されていました。カム氏の着ていたＴシャツには８滴の血痕があり、そのＤＮＡ型が被害者のものと一致しました。カム氏は「家族とハグをしたときに付着したもの」と無罪を主張しましたが、裁判官は幾多の証拠リストから「返り血を浴びたもの」と判断し、懲役１９５年の刑に処されました。

彼の無罪が証明され、釈放されたのは２０１３年のことです。

ＤＮＡ型鑑定の信頼は厚いがゆえに、捜査当局によって鑑定結果に沿うような証拠が集められ、誤審につながりました。カム氏はインディアナ州の警察官でしたが、その彼ですらＤＮＡ型鑑定の説得力に打ち勝つことができなかったわけです。

いかに精度の高いＤＮＡ型鑑定とはいえ、これを用いて判断するのは人間の脳です。強力な武器ほど使い方を間違えたときの損失は大きいものです。

Gupta (Nature 2017) Criminology Written in blood

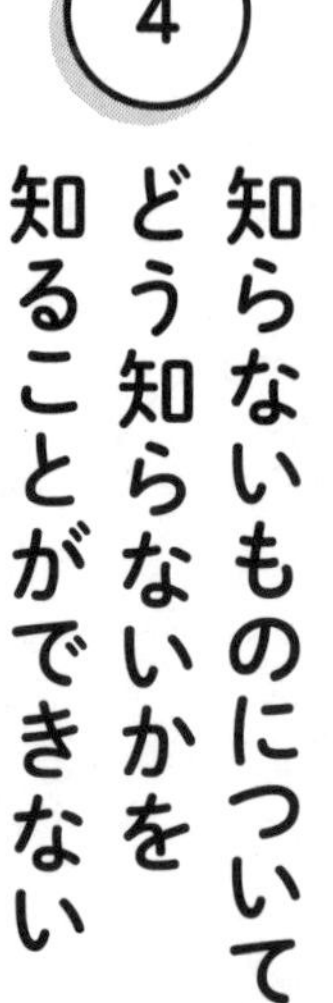

４ 知らないものについては、どう知らないかを知ることができない

人は何をどこまできちんと理解できているのか――。そんな疑問を抱かせる論文が発表されました。ノースウェスタン大学のステジャー博士らが２０１８年に発表した遺伝子に関する研究です。

生命の理解はこの１００年で一気に進みました。タンパク質やＤＮＡといった光学顕微鏡では見えないミクロの分子を扱う実験技術が躍進したからです。その結果、多くの生命現象が分子レベルで詳細に記述されるようになりました。現代生物学の教科書には様々な分子が登場します。ミクロなパーツが複雑に絡み合い、精密機械のように精緻に作動する生命現象に誰しも驚かされるでしょう。そして、研究者たちはこう感じました――ずいぶんと理解が進んだものだ。

とんでもない間違いでした。今では網羅的解析によって容易にビッグデータが手に入ります。研究者がビッグデータに初めて触れた当初の印象は「データが巨大すぎて結局わからない」「使い物にならない」でした。

そんな中、先に挙げたステジャー博士らが発表した論文の題目は「なぜ重要な遺伝子が無視されるか」です。痛快です。遺伝子は1万9000個ありますが、実は、そのごく一部しか着目されてこなかったのです。今となって過去の研究を振り返れば、その遺伝子が「本当に重要か」より「(研究者の脳にとって) わかりやすいか」が研究対象として重要だったのです。

ＡＩが囲碁に参入したときにも似た議論がありました。ＡＩが打ち抜く華麗な一手一手を眺め、棋士たちは人類が囲碁についてほとんど何も知らなかったことを痛感しました。広く一般の話題についても似たようなものでしょう。人は自分が知っているものは知っていると気づきますが、知らないものについては、何をどこまでどう知らないかを知ることができません。無知さに気づく契機がない以上、謙虚になろうにも術がありません。おそらく私たちは自信過剰なピエロなのです。

Stoeger Nunes Amaral (PLOS Biol 2018) Large-scale investigation of the reasons why potentially important genes are ignored

「遺伝子組み換え蚊」が新たな駆除法になるか

ヤブ蚊の季節が到来しました。不快なかゆみを引き起こす、あの黒白ストライプのヤブ蚊はヒトスジシマカという種です。ただの掻痒ならば我慢すればすみますが、ヒトスジシマカは地域によってジカ熱、デング熱、チクングニア熱、黄熱病などといった病気を媒介するため、殺人蚊とも呼ばれます。

虫よけ薬や防虫灯などで対策をしようにも、野生では個体数も多く、駆除は不可能です。加えて、近年では殺虫剤の多用により耐性のある蚊も増えました。そこで、いま注目されている戦略が「遺伝子組み換え蚊」です。

遺伝子操作の対象はオス。このオスと交尾したメスが産む卵は幼虫致死となります。成虫になることができないため、次世代で全滅します。この技術を開発したのはイギリスのオキシテック社です。しかし、このバイオテクノロジー企業が、世間に受け入れられるためには長い時間を要しました。ブラジルやパナマ、ケイマン諸島、マレーシアではすでに実地試験が行われており、一定の成果をあげていましたが、米国内での導入にあたっては住民からの猛反発があったため、規制当局による手続きが煩雑になりました。10年に及ぶ長い論争の末、ようやく２０２１年４月にフロリダ州の南端に位置する熱帯地域の離れ島であるキーズ諸島で遺伝子組み換え蚊が導入されました。キーズ諸島に生息する蚊のうち、ヒトスジシマカは約４％に過ぎませんが、蚊媒介性の感染症のほとんどはヒトスジシマカが原因です。

遺伝子組み換え蚊の卵が入った箱がキーズ諸島の三つの地域、計６カ所に設置されました。翌月にはオス蚊が生まれ、全12週間にわたり、毎週１万２０００匹のオスが箱から飛び立ちました。第２段階も計画され、全２０００万匹の蚊が放たれる予定です。

殺虫剤に代わる新たな駆除法となるでしょうか。日本をはじめ、多くの国々が米国での結果を注視しています。

⑥ 有害な菌・有益な菌——ヒトの体内に住む百兆個もの細菌

「ミクロビオーム」という言葉をご存知でしょうか。体内常在菌の集合体のことです。ヒト一人あたり、種類にして数千、数にして百兆個もの細菌が住んでいます。

まず、細菌は誤解されがちであることを指摘しておきましょう。たとえば、知っている細菌の名前を挙げてください。結核菌、ペスト菌、O157…多くは病原菌でしょう。

実際には、細菌による害は、恩恵に比べれば微々たるものです。皮膚や気道には体細胞の十倍以上の細菌が住み、消化や免疫を助けてくれる有益菌も多くあります。

常在菌の組み合わせは人によって異なります。体臭を生む細菌や、消化を助ける胃腸の細菌にも個人差があります。だから、同じ食べ物でも、ある人は栄養として吸収できますが、別のある人は体調を崩してしまいます。

意外に思われるかもしれませんが、ミクロビオームは、性格やうつ病などの精神疾患にも影響を及ぼします。

そんな背景から、いま医療界ではミクロビオームの解読がホットなのです。

ドイツのシュロイスニッヒ博士らは最新技術を駆使し、２０７人から１０１種の細菌の遺伝子を、なんと7億箇所も調査しました。その結果が『ネイチャー』誌で報告されました。

データによると、細菌の遺伝的多様性は、人の遺伝的多様性と匹敵するレベルだったのです。文字通り「十人十色」です。また、菌種の入れ替わりは想定されたよりも遅く、年単位でゆっくりと変化することも明らかになりました。だからこそ、「今どんな細菌を飼っているか」が重要なのです。

細菌といえば、かつては抗生物質で退治する対象でしかなかったのですが、今や、自分に住む細菌の個性を正しく理解した上で、彼らと上手に共生して健康管理する時代に移行したことがわかります。

Schloissnig Bork (Nature 2013) Genomic variation landscape of the human gut microbiome

「常在菌」はヒトの脳にも影響を与える

米国で「ミクロビオーム・イニシアチブ」という国主導のプロジェクトが発足しました。2017年度までに約120億円、総額で400億円の研究費が投入される大型プロジェクトです。

ミクロビオームとは体内に住む常在菌の集合体のこと。一人の人に住む細菌は数千種、個数にして百兆個とされます。細菌の組み合わせは人によって異なり、これがその人の健康状態や体質、免疫力を決定づけます。消化を助ける胃腸の細菌や、体臭を生む細菌もあります。ですから、同じ食べ物であっても、ある人は栄養として吸収できますが、別の人は体調を崩してしまうことは珍しくありません。動物でも同様です。肥満マウスから採取した腸内細菌を別のマウスに移植すると太ることが確認されています。

意外に思われるでしょうが、常在菌はヒトの脳にも影響を与えます。うつ病などの精神疾患だけでなく、性格や気性にまで影響を及ぼします。精神症状が抗生物質で改善することもあります。ミクロビオームはまさに「私」の個性の一部なのです。

これまでの医学研究は、人体そのものに焦点を絞る傾向があり、共生する細菌はそれほど研究対象とされてきませんでした。これではヒトを理解したことになりません。

こうした背景から、２０１６年5月に立ち上がったのがミクロビオーム・イニシアチブです。多くの人を対象に細菌の分布状況やその遺伝子が網羅的に解析されます。さらに得られたデータは公開共有される予定で、基礎研究や医薬品開発に広く役立てられます。

このところ、抗生物質が一切効かない「スーパー耐性菌」が世界的に話題になっています。抗生物質は新規に開発されても、いずれ耐性を持った菌が出現します。

今回のイニシアチブは、こうした人類と病原菌の長きにわたるイタチごっこにも終止符を打つかもしれません。

優れたＤＮＡ媒体に資料を保管できたら？

情報量が加速度的に肥大化する現代において、いかに効率よくデータを格納するかは重要な課題です。

かつては微小フィルムが書籍保管に活躍しました。現代ではコンパクトディスクやフラッシュメモリなどのデジタル媒体などが主流です。わずか20年前にはフロッピーディスクなどの磁気媒体に文書を保存していたことを思い返せば隔世の感があります。

しかし最新の電子媒体でさえ、自然界の保存媒体に比べれば、まだまだ非効率的です。身近に高密度媒体の好例があるのにお気づきでしょうか。

例えばＤＮＡがそれです。ヒトの染色体には30億塩基対が含まれています。これはコンパクトディスクを満杯にする情報量ですが、染色体は３次元的に折り畳むことができるため、百分の一ミリメートル以下に格納できます。とんでもなく高密度の情報保管方式なのです。

しかも、生物進化の途方もない時間スケールからもわかるように、ＤＮＡは物理的に安定であるだけでなく、二重らせん構造という性質上、情報エラーのダブルチェックも可能です。

この優れたＤＮＡ媒体に資料を保管できたら――そんな夢のような技術が（まだ実験室レベルではありますが）いよいよ実現しました。ジョン・ホプキンス大学のコスリ博士らが、２０１２年９月の『サイエンス』誌に報告した論文です。

博士らは、５万３４２６の単語と11の図からなる分厚い本一冊丸ごとをデジタル変換し、この情報を元に次世代ＤＮＡ合成装置を用いて、高速ＤＮＡ合成を行いました。

総数５００万塩基を超える大規模な合成です。

さらに博士らは、このＤＮＡを、次世代ＤＮＡシークエンサーを用いて解読し、もとの全情報を復元することにも成功しました。

現在の技術では、合成と解読のプロセスで全10カ所のエラーが生じてしまいました。多少の精度向上が求められますが、なにはともあれ、とんでもない技術が誕生したことは間違いありません。

Church Kosuri (Science 2012) Next-generation digital information storage in DNA

6章　ヒトの脳と「人工知能（AI）」

①人工知能（AI）が問う真の「人間らしさ」

ＡＩ囲碁が世界チャンピオンのイ・セドル氏に４勝１敗と勝ち越しました。ＡＩ囲碁が人類に勝利できるのは、専門家でも十年以上先だと見られていましたから、このニュースは衝撃でした。

実際、イ・セドルも対戦前は「勝つのは私だ」と自信を見せていました。それが２連敗後に「せめて１勝はしたい」と弱気に転じました。対戦を終えた氏は「精神力と集中力では勝てないが、実力で抜かれたとは思わない」と弁解しています。言うまでもなく、動揺しない平常心や逆境での勝負強さ、そして無尽蔵な体力もまた実力のうちです。そんな負け惜しみが出るほどの完敗だったわけです。

印象深かったのは最終五戦目。四戦目でかろうじて１勝した氏は「弱点は摑んだ。ＡＩは予想外の手に対応できない」と述べましたが、翌日にはＡＩは自らの弱点を克服してきました。ＡＩは成長も速いのです。

一方、「人類の完敗」とする報道に私は違和感を覚えました。たとえば人は計算力では安価な電卓にさえ叶いません。そもそも人間は、自分に不足した能力を補うためにコンピュータを産み出し、そして育んできました。そんな「わが子」が立派に成長したことに嫉妬するのは奇妙です。そもそも囲碁のような正解のある問題を解くのはＡＩの得意とするところです。

創造、直観、人情――。思うに人は「人ならではの知性」を誤解しているように思います。今どきのＡＩは、新聞記事はもちろん、詩や音楽や絵画さえ、並の人間には到底叶わないレベルで創作してきます。悩み相談などのＡＩカウンセラーもあります。「イライラせず根気よく耳を傾けてくれる」「人には言いにくいプライベートも打ち明けられる」と人気があります。

ＡＩは決して人類と対決すべき敵手ではなく、誇るべき心強い味方です。と同時に、真の「人間らしさ」とは何かを問い、自分を見つめ直す契機を与える教示的な存在でもあります。

Bae Jang (PLoS One 2017) Social networks and inference about unknown events A case of the match between Google's AlphaGo and Sedol Lee

②人工知能が内包する「セキュリティの脆弱性」

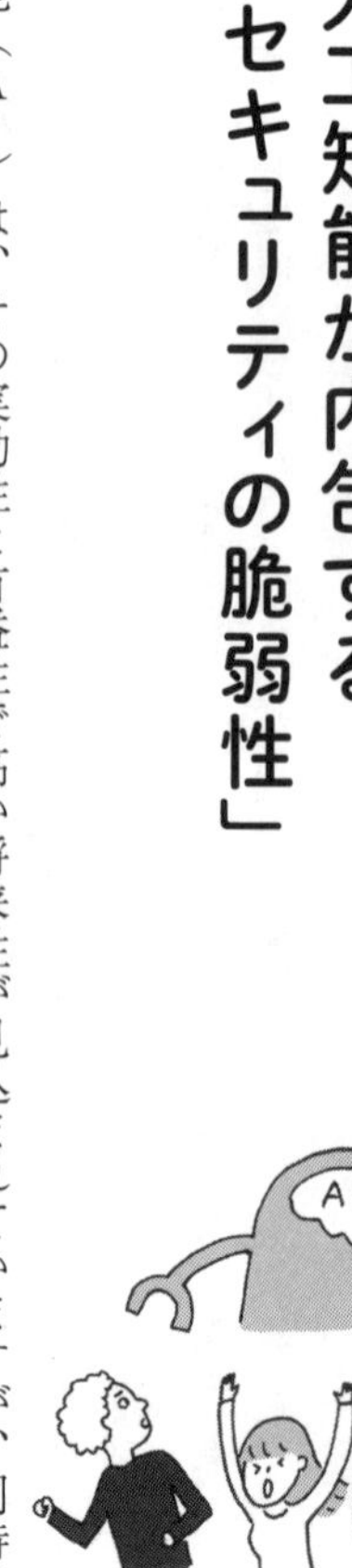

人工知能（ＡＩ）は、その実効性と有益性で高い将来性が見込まれていますが、同時に、人々の仕事をどこまで奪うのか、あるいは人類の生活を脅かすような暴走はしないかなど懸念の声もあります。

懸念点の前者は、人ならではの仕事とは何か、あるいは人らしさとは何かという、言うなれば「人間性」の再定義を強要するだけでなく、人工知能が仕事を代行することで納税者数が減少するため、国家レベルでの経済再編成の問題にも触れる根深い話題です。

一方、後者については、人々の恐怖は比較的単純です。人類を支配するような人工知能が生まれるかという、まるでＳＦ風な不安が主旋律となっていることが多いからです。

安全性には、セイフティとセキュリティの二つの側面があります。このうち、人々の注意はセイフティに向かう傾向があります。しかし、より身近で現実的な脅威はセキュリティの崩壊でしょう。

ワシントン大学の河野忠義博士らはコンピューターの脆弱性を専門に研究するグループの一つです。彼らが２０１７年７月に発表したアルゴリズム「ＲＰ２」が話題を呼んでいます。人工知能による画像判定を高い確率で誤作動させるというものです。

ＲＰ２を用いれば、たとえば、自動運転車に搭載されたカメラに、道路標識を誤認させることができます。具体例として、一時停止の標識を１００％の確率で速度制限の標識だと判断させる方法が示されています。方法も簡便なもので、専門的な知識がなくとも、人工知能の誤爆を誘発できます。当然ながら、悪意ある者に利用されれば、その結果は火を見るより明らかです。

「人工知能の暴走による人類支配」のＳＦ的未来を心配するよりも先に、セキュリティの脆弱性を心配するほうが現実的だというのが私の考えです。

Eykholt Song (arXiv 2017) Robust Physical-World Attacks on Deep Learning Models

③ 人の脳を上回った「コンピューター将棋ソフト」が示唆する未来

大学でとくに気を遣う公式業務は入学試験です。完璧な運営が求められるだけでなく、カンニング対策も難しい。不正行為を徹底的に排除しようと判定基準を厳しくすれば冤罪を生じかねませんが、疑わしい行為を放置することもできません。

最近ではスマートフォンを使ったカンニング対策が必須です。

トイレへ席を立った受験者には試験監督者が随伴するのが原則です。当然、試験監督者の男女比のバランスが問題になります。また試験監督者は一試験室あたり数名が標準ですが、過去には10名の受験者が一斉にトイレに立ち、野放しになった事態も生じました。

問題の根底は、携帯機器の性能が人の脳を上回ったことにあります。似た現象はプロの現場でも起こっています。将棋です。

コンピューター将棋ソフトがプロ棋士を凌駕するようになって久しいですが、これまでは棋士道の清き精神を信じるのが日本将棋連盟の基本的な姿勢でした。しかしスポーツの世界ではドーピングを本人の良心に任せると言う基準はまかり通りません。対戦中に頻繁に席を立つ棋士が現実にいるという事実を受け、ようやく日本将棋連盟も腰を上げました。

　いまやプロの公式戦で出る新しい手はコンピューター将棋ソフトから得たものが大半です。一般の職場でも、いずれ似た現象が生じるでしょう。本人の「頭の良さ」の価値は以前ほど高くありません。人工知能のほうが合理的な判断をする可能性があるからです。

　今後は、各個人が人工知能と独自にタッグを組む時代になるでしょう。もちろん最終的に職務を担当するプレイヤーは人間です。つまり人は、職場という舞台で人工知能の描いたシナリオ通りに演じるプロの役者となります。その魅惑的な演技力に観客（雇用者）は観劇料（給与）を支払います。

　今の棋士たちの姿は、将来の職業の在り方を予見しているのかもしれません。

Kincaid (Nat Med 2016) A second look Efforts to repurpose old drugs against Zika cast a wide net

トップレベルの人間と人工知能が共同作業をしたらどうなるか

人工知能と人間が協働すると成績が向上する——。そんな調査結果が発表されました。米国国立標準技術研究所のフィリップス博士らが２０１８年6月の『米国科学アカデミー紀要』に発表した論文です。

博士らの実験対象は顔認証試験です。二つの顔写真を見せ、それが同一人物か否かを判定させる試験です。人は個人差が大きく、顔の認識が得意な人と苦手な人がいます。法医学の専門家や入国審査官の中には、ときおり卓越した能力を発揮する人がいます。彼らは、指紋認証よりも高い精度で、個人を特定できる判定力を持ちます。

人工知能も負けていません。過去3年ほどで人工知能による顔認証の性能も飛躍しました。フィリップス博士らは特に優れた人工知能を4種選び、顔認識力を調べたところ、トップレベルの人と同程度の成績をあげることがわかりました。

次に博士らが行ったのは人間との共同作業です。平凡な一般人を対象に、人工知能の判定結果を参考にさせながら判断させたところ、たしかに成績が向上しました。判断の揺らぎが減り、成績が安定したのです。優れた人工知能からヒントを与えられれば、成績が伸びるのは、いわば当然のことです。

では、トップレベルの人間と人工知能が共同作業をしたらどうでしょうか。驚くことに両者の成績はさらに伸びます。つまり、顔認識の成功率は現状で飽和状態にあるわけではありません。おそらく人工知能は、人が見ているような方法で顔を認識してはいません。両者がそれぞれ得意とする顔が異なります。苦手とする作業部分を互いに補完することで、両者の限界値を乗り越えることができるのです。

人工知能を迎える未来の世界の姿が、なんとなく垣間見えるような気がするのは私だけでしょうか。

Phillips O'Toole (Proc Natl Acad Sci U S A 2018) Face recognition accuracy of forensic examiners, superrecognizers, and face recognition algorithms

人工知能の自動翻訳で日本人はどうなるか

英語が堪能だと有利です。実際、給料が平均60％ほど異なるとされます。英語ができるというだけで年収５００万円以上の差がつくのは珍しいことではありません。だからでしょうか。子ども向けの英語教材が巷にあふれています。０歳児用の教材すらあります。それだけ「わが子に私のような不憫を味わって欲しくない」と願う親が多いのでしょう。

しかし、話はそう単純ではありません。60％の給与差があるのは、40代から50代の年輩者の場合です。若い世代になると、この差は減り、20代では20％以下に縮まります。

理由はいくつかあります。

まず、若い世代では海外生活や留学経験は珍しくなく、もはや英語だけでは差別化ができません。実際、ある入社試験で「どんな言語が話せるか」と面接官に訊かれた学生が、英語だと答えたところ、「英語以外に何ができるのかを訊いているのだ」と返されたという話も聞きます。もはや英語の能力はアピールポイントにはならないようです。

二点目は、人工知能が翻訳を代替する時代が現実になろうとしていることです。携帯電話に向かって話せば、ほぼ時間差なく、目の前にいる外国人と相互に母国語で会話できるというのです。夢のような話ですが、専門家らは、自動翻訳の技術は２０２５年にはほぼ成熟していると述べます。東京オリンピックまでに一定の実用に耐える翻訳機が出ているとの予測もあります（注　この予測はほぼ当たっています）。どうやら、今の中学生や高校生は、苦労して英語を身につけても、もはや将来、それに見合った見返りはないようです。

さて、日本人の英語下手は世界でも有名です。この不得手さが、日本人の頭脳の海外流出の抑制に一役買っているという見方もあります。自動翻訳機が完成して言葉の壁が取り払われたとき、日本人にどんな海外交流スタイルが生まれるでしょうか。

http://bizmakoto.jp/makoto/articles/1307/18/news068.html
Julia Hirschberg and Christopher D. Manning (Science 2015) Advances in natural language processing

6 すべての車が自動制御になれば、都心の交通網は激変する

ＡＩの進歩で完全自動運転の実現が近づいています。目的地を入力したら乗って待つのみという夢のような技術です。逆走やアクセルの踏み違えなどの運転ミスはもちろん、児童の飛び出しや凍結路面にも、おそらく人間以上に巧みに対応するでしょう。

東京のラッシュの時間帯は非常に混雑しているように見えますが、上空から眺めると、道路の表面積の90％以上には車が存在していません。道路は効率的に活用されていないのです。理由は信号機や白線です。ヒトの脳はこれを必要としますが、ＡＩには無用の長物です。全ての車が自動制御になれば、都心の交通網は現在の数倍の交通量にも耐えられるでしょう。

大手メーカーの自動運転技術者に聞いたところ、現時点でほぼ事故が生じないレベルに開発が進んでいるといいます。「ただし人間がいなければ」という条件が付きます。人が

運転する車や歩行者はＡＩの効率を下げる邪魔な存在です。

とはいえ急に「人間の路上立ち入り禁止」という策を講じることもできません。だから、人が道路にいることを前提に作動する「特殊なＡＩ」を一過的に開発する必要があり、これが自動運転開発の足枷となります。この無駄はちょうど、百年前の道路で車と馬が道路に共存するという過渡期で発生した社会ロスにも通じます。

しかし、道路での共存も悪い話ばかりではありません。イリノイ大学のスターン博士らは「自動運転の走行車が少数混ざるだけで渋滞が解消される」と指摘します。自然渋滞は、不意なブレーキが後続に連鎖することで発生します。ここにレーダー完備の自動走行車が一台入るだけで、早期に前方車の挙動を即座に感知して緩やかな速度調整を行うようになるため、負の連鎖を断つことができます。

さて20年後に道路事情はどう変わっているでしょう。いまや乗馬好きが乗馬場に封じ込まれたように、運転を趣味とする人は公道からサーキットへと追いやられているでしょうか。

Stern Work (Transportation Research Part C Emerging Technologies 2018) Dissipation of stop-and-go waves via control of autonomous vehicles Field experiments

⑦ メソポタミア文明の古代文書を復元した人工知能（AI）

人工知能（ＡＩ）の活用の一つに「作文」があります。小説や詩を自動執筆するＡＩもずいぶんと精度をあげていますが、現時点ではまだ作家が書いたほうが味があります。しかし、機械的なルールで筆を進めることができる分野は、ヒトの執筆効率を超えます。たとえば、天気予報や決算報告はＡＩ作文の適性が高い分野です。

身近なところでは文章校正があります。誤字や脱字、不自然な表現を指摘し、代替案を提示してくれます。文章のすべてを書かせることはできずとも、すでに書かれた文章のチェックならばＡＩは得意です。魅力的な代替表現を提案してくれるＡＩもあります。

ＡＩの中身は「数字」の演算です。このＡＩが「文章」を扱うことができるのは、ひとえにコーパス言語学の発展に負っています。手作業では扱いきれない大量のテキストデータを効率的に分析できるようになっただけでなく、巧妙に語句を数字に割り当てることで、四則演算すらも可能になります。「王－男＋女＝女王」といった具合です。

ＡＩはこうした数値データを学習することで文章を解釈したり生成したりできるようになります。たとえば、文章を時系列に並べたり、他言語に翻訳したり、欠けた文章を補完したりといった、いかにも人間らしい処理が可能になります。

２０２０年９月、こうした応用例の一つとして、夢のある研究が発表されました。バル＝イラン大学のフェタヤ博士らが『米国科学アカデミー紀要』に発表した論文です。

博士らが着目したのは、メソポタミア文明の古代文書です。

当時の文章は粘土板に楔型文字で書かれているため、断片的な状態で発見されることが多く、欠けたパーツを復元させるのは非常に骨が折れます。博士らはＡＩに修復作業を行わせ、欠けた文書を見事に復元させました。

それは古代ペルシャ帝国の日常的な記述や経済・行政文書でした。

Fetaya Gordin (Proc Natl Acad Sci U S A 2020) Restoration of fragmentary Babylonian texts using recurrent neural networks

⑧ 自律的に討論する人工知能（AI）の実力

自律的に討論する人工知能（ＡＩ）が発表されました。ＩＢＭ社のスロニム博士らが２０２１年、『ネイチャー』誌に発表した論文です。

ＡＩの得意分野には特徴があります。たとえばチェスや囲碁などのボードゲームはＡＩの独壇場で、いまはヒトが入り込む余地はほぼありません。文章や表情から感情を読むようなタスクもＡＩの得手です。これらのタスクは課題や目標が明白で、戦略の良し悪しを評価しやすいからです。一方、翻訳や要約は苦手です。確かにヒトは、ＡＩのように毎時１００本もの論文に目を通して要約する能力はありません。しかし、丁寧に時間をかけて作業するのであれば、その精度においてＡＩは敵ではありません。

今回のＡＩは、幅広いトピックについて自律的にディベートをします。従来のＡＩが苦手としていた分野です。議論は、言語理解と言語生成を同時に行う必要があります。これまでは両分野のＡＩ専門家が個別に研究してきたため、両者を統合したＡＩはありませんでした。今回のＡＩは4億もの新聞記事を事前に学習し、習得した知識体系はインターネット辞書に有機的に連結されています。これによりトピックに関連した主張や証拠を紡ぎ、首尾一貫したストーリーを生み出すことができます。このＡＩは、賛成派と反対派に分かれて意見を闘わせる討論大会で、事前に習得していないトピックでも、世界チャンピオン顔負けの討論を展開できます。

もちろん完璧ではありません。ときに文脈を摑み損ない、初歩的なミスを犯すこともあります。しかし議論の本質を取り違えて議論が空回りすることは、ヒトでもよくあることです。むしろ、このＡＩの真の価値は「ヒトらしさとは何か」「ＡＩに欠けているもの」を別の視点から照らし出したことでしょう。このＡＩは丁々発止の激論を交わすことができますが、そもそも議論は相手を討ちまかすことが最善とは限りません。日常的には、そうでない場合が多いはずです。思想や信念の相違を認識し、自分の立ち位置を明確にすることで、互いの理解を深め合うことも、議論の目的の一つです。ＡＩはこうした配慮にはまだ欠けているようです。

Slonim Aharonov (Nature 2021) An autonomous debating system

⑨ 古典絵画をも鑑定するAIの驚異の能力

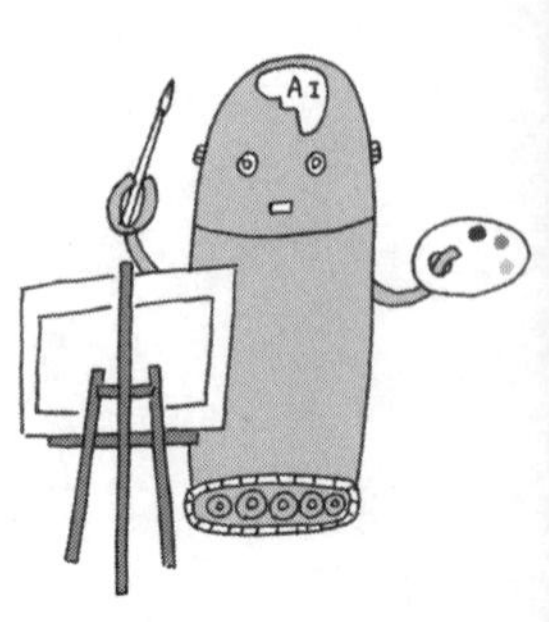

人工知能（ＡＩ）に絵を描かせたり、作曲させたり、詩を書かせたりといった創作試行はもはや珍しくありません。

一連のＡＩ芸術で「執筆」は異質です。２０１９年2月にＯｐｅｎＡＩ社が発表した言語生成モデルＧＰＴ-２の完全版が非公開となったことが象徴的です。従来ＡＩが書いた文章はいくぶん生硬で、文脈に一貫しないきらいがありました。しかし、ＧＰＴ-２は人の執筆と見紛う流暢な文章を書きます。たとえば小説の冒頭部分だけを与えれば、辻褄の合うように速やかに続きを綴り、原作とはすっかり異なるストーリーを完成させます。

小説だけではありません。まことしやかなフェイクニュースも自動生成します。これが悪用されれば、インターネットはフェイクニュースで氾濫し、有益性が損なわれるでしょう。同社は次作ＧＰＴ－３の開発も手がけていると聞きますが、ＡＩ自動執筆は便利さと有害性が隣り合わせです。せっかくＡＩが創作に通じているのならば、もっと有効な活用法はないでしょうか。２０１７年末に発表されたニューラルイメージアセスメント（ＮＩＭＡ）は一例でしょう。画像に対する審美眼を活かし、絵や写真を採点するＡＩです。このＮＩＭＡから高い芸術点を得られるよう努力することで芸術的センスを磨くというトレーニング法も現実味を帯びています。

２０１９年5月にはフランス国立土木学校から古典絵画を分析するＡＩが発表されました。多数の画家の作品から人や動物や静物などのモティーフを解析し、類似点や相違点を抽出します。たとえば、16世紀から17世紀、フランドルで多くの画家を出したブリューゲル一族の絵画は、画風が似ており、専門家でも判定に苦労しますが、このＡＩを用いた鑑定の実例が示されています。さらに、どのように芸術が発展・変遷していったのか時代系譜を作成することもできます。こうしたビッグデータの解析は熟達した人でも気の遠くなる時間が必要で、新しいＡＩの活用が示された形です。

https://techcrunch.com/2019/02/17/openai-text-generator-dangerous/
Shen Mathieu Aubry (arXiv 2019) Discovering Visual Patterns in Art Collections with Spatially-consistent Feature Learning
Editro (Nature 2019) From Brueghel to Warhol AI enters the attribution fray

⑩ 人造AI芸術家「アイーダ」の存在が意味するもの

２０１８年10月、クリスティーズのオークションで絵画「エドモンド・デ・ベラミー」に43万２５００ドルの値がつきました。予想をはるかに上回る落札金額に会場がどよめいたのも無理はありません。画家は人工知能（ＡＩ）です。ＡＩの作品が世界規模のオークションに出品されたのは初めてです。

ＡＩを開発したのはフランスの研究者3名です。メンバーたちは絵画の訓練を受けたことのない素人集団。創作アルゴリズムもシンプルで、斬新な計算原理が使われているわけでもありません。それでも高額で落札されました。

芸術とは一体何なのか——。深淵な疑念が湧き上がります。

２０１９年6月には人型ロボットのアーティスト「アイーダ（Ai-Da）」による個展が英オックスフォードで開催されました。仕上げにプロ芸術家の手助けは必要ですが、アイーダの腕は確かで、絵画はもちろん彫刻も名人のレベルにあります。モダンアートがとりわけ得意で、一流画家の作品に比べて遜色ありません。

アイーダは、小説やオブジェなど、与えられた題材から新たな主題を構築し、抽象絵画を創作します。内部に複雑な数理メカニズムを備えており、創作はもちろん、創作手段そのものも自ら学習し、新たな芸術概念を打ち立てていきます。エイダン・メラー学芸員は「アイーダは芸術家であるだけでなく、アイーダそのものもまた芸術作品です」と述べます。アイーダは芸術、学芸、計算科学など、多様な分野融合の上に結実した芸術的結晶であることは事実です。

展覧会は盛況でした。しかし「芸術への冒瀆」「ロボットで行う意味はない」など、賛否両論が飛び交いました。私自身は、こうした社会的インパクトよりは、もっと原始的な問い、「今なぜそこに赤色を置いたのか」というようなインスピレーションのルーツ、つまり創作原理の本質的な問いに迫るためのツールとして、アイーダのような人造芸術家に興味を持っています。

https://edition.cnn.com/style/article/obvious-ai-art-christies-auction-smart-creativity/index.html
https://www.reuters.com/article/us-tech-robot-art-idUSKCN1Q0001

臨床現場を救う診断用AIの実力と精度

人工知能（ＡＩ）による医療診断が発展途上国に広がりつつあります。これまでＡＩは裕福な環境でより普及すると考えられてきた向きがあり、多くのＡＩ開発者も先進国や富裕層をターゲットにしてきました。しかし、発展途上国のインフラストラクチャは、モバイル機器の接続環境が徐々に整い、ずいぶんと先進国に追いついています。

私が考えるＡＩの、もっともストレートにしてかつ有効な活用は医療現場への応用です。画像診断の迅速化と高精度化は、条件さえそろえば専門医を凌駕する成績を叩き出すことが証明されています。すでに公的に承認を受けた診断用ＡＩが国内外に複数あります。しかし診断用ＡＩの恩恵はこれだけにとどまりません。農村部や低資源地域での医療ケアへのアクセスを実現することで、医療の地域格差の改善も期待されているのです。

一例をあげると、いまケニアでは「モミック」と呼ばれるＡＩの導入が予定されています。子宮頸（しきゅうけい）がんを検出するＡＩです。

子宮頸がんは女性特有のがんとしては、乳がんに次いで多いですが、生存率は乳がんより低く、早期発見が決め手となります。現在、ケニアでは、子宮頸がんの認知度が日本ほど高くなく、ほとんどの女性は症状が現れてから病院に来ます。その段階では、がんはもう治りません。

診断用ＡＩ「モミック」は手持ちの小型顕微鏡で撮影した写真から、悪性細胞を含むかどうかを判定します。検出率は高く、うっかり見落とす確率はわずか約５％にすぎません。一方、本来は正常なのにがんと誤診する偽陽性が約15％あり、その精度にはまだ改善の余地があります。

しかし、ケニアは病理医が不足する地域が多くあり、こうした簡便な診断用ＡＩが、臨床現場に与えるインパクトが注目を浴びています。

Wetsman (Nat Med 2019) Artificial intelligence aims to improve cancer screenings in Kenya

⑫ AIの最先端をゆく中国の強さ

国際科学雑誌『ネイチャー』で2019年8月、中国の清華大学の施路平博士らが、新しい仕組みをもった人工知能（AI）を発表しました。詳細は専門的になるため避けますが、電算機型AIと脳の演算様式を融合したデザイン構成で、従来のAIに比べ、最高で計算効率にして百倍、エネルギー効率は一万倍にも達します。博士らは一例として、自転車の自動運転を実装してみせました。車とは異なり二輪で走行するため、バランスが難しいのですが、低速でもふらつくことなくスムーズに自走します。音声認識や追尾機能も備え、AIの汎用性が一気に高まったことを実感させます。

現在AIの最先端を行くのは、アメリカでもイギリスでもなく、中国です。この事実を察知したアメリカは、ファーウェイ排除などの手を繰り出しましたが、ときすでに遅し。科学技術振興機構が2015年から2017年に発表された高インパクトな科学論文を研究分野別に分析した結果、１５１の理工系領域のうち71領域で中国が首位でした。ＩＴやＡＩなどの工学・計算科学系は、ほぼ中国の独占状態です（注　あくまでも２０１７年の状況であることに注意してください。現在はさらに差をつけられているはずです）。

予兆は以前よりありました。科学をリードするアメリカの研究所で、もともと主戦力は中国人でした。朝一番に実験室に来て、もっとも勤勉に働く研究者のほとんどは中国出身です。古来中国といえば孔子や老子や荘子を輩出した道徳と知性の国です。中国と聞いて反射的に低品質や低モラルというステレオタイプなイメージを思い浮かべるのは過去の遺物です。

私の専門分野である神経科学でも中国が強くなりました。数年前までは最新情報を得るためにはアメリカや欧州の学会に参加する必要がありましたが、今は中国にも情報を収集しに飛びます。私もちょうど先日、中国の薬理学会に参加してきたところです。

Pei Shi (Nature 2019) Towards artificial general intelligence with hybrid Tianjic chip architecture

⑬「ヒトに特有の能力は何か」という哲学的な問いに迫る

ラマヌジャンマシン――そんな名前のついた人工知能（ＡＩ）が２０２１年２月の『ネイチャー』誌に発表されました。イスラエル工科大学のカムルナー博士らの研究です。

ラマヌジャンは実在の人物で、インドが生んだ夭逝の異才数学者です。

彼は高等数学の教育を受けたわけではありませんが、なぜか毎日のように数学の定理を（本人の言葉を借りれば）女神からの啓示によって閃きます。ノートに記された全４０００ほどの定理には、すでに知られている取るに足らない定理もありましたが、未知の重要な定理も多く含まれていました。しかし、本人にはこれを数学的に証明する能力がなかったために、周囲や後世の数学者たちがこれを証明していきました。

今回発表された新しいＡＩに偉大な数学者の名が冠せられている以上、どんな性能を持つかは推して知ることができるでしょう。ラマヌジャンよろしく数学の定理を提唱するのです。しかし証明してはくれません（だから厳密には、「定理」ではなく、「予想」です）。つまり、プロの数学者向けに「問題集」を作成してくれるＡＩなのです。

その中には数学者が長年にわたって証明に挑戦してきた未解決の問題もあれば、証明が難しそうな未発見の問題もありました。証明できれば物理学に応用できる重要な定理も含まれていますから、実用性の高いＡＩだといえます。

数学者ザイルバーガーは「いずれ人間が数学に携わることは時代遅れになるだろう」と述べます。ラマヌジャンマシンは今のところ、いかなる数学の分野の定理を自在に提唱できるわけではなく、継続分数と呼ばれる特定のタイプの数式しか生成することができません。

とはいえ、ヒトならではの専売特許と目されていた閃きや洞察力を、ＡＩが持ち得るというインパクトは、もはや数学の領域にとどまりません。

「ヒトに特有の能力は何か」という哲学的な問いに迫るものです。

Raayoni Kaminer (Nature 2021) Generating conjectures on fundamental constants with the Ramanujan Machine

⑭ 社会の偏見はそのまま「AI」にコピーされる

ＡＩが人の能力を凌駕することを「シンギュラリティ」といいます。ＡＩが人類を奴隷化するような未来像は、一般受けは抜群ですが、専門家らからはさほど信じられていません。とはいえ、ＡＩが偏見や差別などの不適切な挙動を示す可能性は確かにあります。

昨今のＡＩブームを牽引するディープラーニングは画像認識の分野でとくに成功しています。その躍進は２０１２年のグーグル社の発表が発端です。ネット上の画像１０００万枚をランダムにＡＩに提示したところ、ネコなどの対象を自動で検出したという発表です。従来のＡＩは設計者が「ネコとはこういうものだ」と明示的に教えてやらなければ学習できなかったのに対し、ディープラーニングはそうした教育は必要なく、自発的に学習する点で画期的です。

「グーグルのネコ」とも呼ばれるこの歴史的快挙は、すでにディープラーニングの危険性を内包しています。なぜＡＩが認識した最初の動物がイヌではなくネコだったのか。理由は単純です。ネコ愛好家のほうがペットの写真をより多くネット公開するからです。当然、ＡＩがネコ画像に遭遇する頻度が高くなり、学習の機会が増えます。

現在、自律走行自動車に備えられているような対象検出アルゴリズムは、肌の色が濃い歩行者の検出感度が低いことが知られています。商用の顔認識アプリの精度にも人種的な偏(かたよ)りが存在します（グーグルフォトが黒人をゴリラだと誤認した話題は有名です）。また、人の行動の公正さを判定するＡＩが黒人には不利な判定を下した例もあります。いずれも設計者に悪意はありません。現存のデータに偏りがあることが元凶です。社会の偏見はそのままＡＩにコピーされます。

世間のシンギュラリティ型のＳＦ未来像は、ヒト対ＡＩというナイーブな対立構図が根底になりますが、おそらく人類の真の敵はＡＩではないでしょう。あくまでもＡＩを悪用しようとする人間、あるいは人間の無意識に巣食う潜在的偏見です。

Raayoni Kaminer (Nature 2021) Generating conjectures on fundamental constants with the Ramanujan Machine

15 人間よりも決断巧者な「ディープQ回路」

大規模なデータ収集が容易になり、ビッグデータは一気に身近になりました。そんな時代だからこそ、次に問われるステップは、ビッグデータとどう付き合うかです。

残念ながら、ヒトの脳には同時処理できる情報量に上限があります。ビッグデータを漠然と眺めても、意味のある情報を読み取ったり、判断材料として参考にしたりはできません。そこでデータ分析して、有益な情報を抽出する、いわゆるデータマイニングが行われます。

しかし、この方法は古びた化石となりつつあります。ビッグデータに対処する新たな戦略が近年成功を収めているからです。「深層学習」や「ディープQ回路」と呼ばれる人工知能がそれです。

前者の深層学習は、膨大な情報をひたすらコンピューターに与えるだけで、とくに事前知識を授けなくても、動物や物体、それに人の表情や会話を自然と識別できる驚くべきアルゴリズムです。しかし後者のディープQ回路はさらに驚異的です。これは２０１５年２月に公開されたアルゴリズムで、適切な行動や決断を行うことができます。たとえば、市販のテレビゲームを延々とやらせたところ、全49種中29種のゲームで、上級者レベルに上達しました。

重要な点は、ディープQ回路に取扱説明書を与えていないことです。テレビ画面に表示されるものが何を意味しているのか、手元のコントローラーが何のためかなどを教えず、とにかく高スコアを出すようにだけ指示しました。するとディープQ回路は自力で「何をすべきか」を学び取り、並の人間を凌駕する成績を叩き出しました。

ちなみに、アルゴリズム開発者にさえ、学習中のディープQ回路の中でどんな演算が行われているかが理解できないといいます。知能とは人知を超えた作用なのでしょう。原理はともあれ、人間よりも決断巧者なディープQ回路に、人生設計や社内決議を委ねたほうが効率的になる未来はそう遠くなさそうです。

Mnih Hassabis (Nature 2015) Human-level control through deep reinforcement learning

7章　「環境に利する」という難題

① コロナ規制――都市封鎖でPM2・5が増えた理由

新型コロナウイルスの感染拡大を受けて、異例の世界的な自粛が始まり早くも半年近くが経ちます（注　2020年7月時点）。歴史的に見れば、これまでにも人類は多くの感染症に脅かされましたが、今回は初めて経験するタイプのパンデミックだといってよいです。高度な医学という「甘い蜜」を一度味わってしまった現代人は、かつてのように一気に感染を拡大させ、大きな痛みを伴いながらも、数年で収束させるという荒療治を受容できません。じわじわと迫りくる感染の恐怖に対して扉を閉ざしてじっと耐える以外の選択肢がなくなりました。これは別の意味で、やはり大きな痛みを伴う戦略です。

こうした未曾有の状況に至り、地球におけるヒトの営みの影響の大きさを実感した半年にもなりました。経済活動の低下によって、自然環境が澄みわたりました。東京では紺碧の空が連日にように広がりました。星もよく見えました。観光客が激減したベネチアでは濁っていた運河が海底まで透き通りました。インド北部からは約30年ぶりに遠くヒマラヤ山脈を臨みました。そして皮肉なことに、ヒトの姿が消えた街には、野生の動物が闊歩し始めました。

ところが、カリフォルニア大学のユアン・ワン博士らが２０２０年7月、『サイエンス』誌で発表した論文は、主張の方向が異なります。たとえば北京を含む中国北部では、都市封鎖されたにもかかわらず、ＰＭ２・５が増えました。これもまたコロナ規制がもたらした結果だといいます。

たしかに工場閉鎖や交通機関の運行停止によりガス排出量は減少しました。とくに武漢市は顕著で、オゾン層を破壊するとされる二酸化窒素（NO_2）は93％減を記録しました。これが元凶となりました。都市部でオゾンが増えて大気酸化能が高まり、二次有機エアロゾルが発生したのです。その結果、ＰＭ２・５が増えました。

環境は連鎖反応の権化です。一つの摂動(せつどう)が複雑な波及効果を示します。人類が長い時間をかけて地球環境に与えた影響はそう簡単には矯正できそうにありません。

Le Seinfeld (Science 2020) Unexpected air pollution with marked emission reductions during the COVID-19 outbreak in China.pdf

②「健康的な食事」はなぜ地球環境に優しくないのか

先進国では健康リスクの第1位は、食事に関連したリスクです。つまり、食生活を管理することは健康の維持への最短経路です。

「富裕層は恰幅がよい」というイメージは昔の話。現代では肥満はむしろ貧困層に蔓延しています。どちらかといえば富裕層ほど健康に気を遣う傾向があり、体格もスレンダーです。アメリカでの調査によると、所得や教育水準の高い人は、野菜や穀物、ナッツ、未加工の赤身肉など、いわゆる健康的な食材を好み、砂糖の摂取が少ない傾向が見られます。

それならば健康的な食スタイルを世間に広く教育したらよい――。そう考えたくなるところが、清華大学の刘竹博士らは「この判断は性急だ」と指摘します。博士らは、2005年から2016年にかけて行われたアメリカ国民健康・栄養調査（NHANES）のデータを調べ、食生活が環境に与える影響を割り出しました。食料はしばしば農業や放牧に依存しており、地球の生態系に負荷がかかります。解析の結果、一人の食事をまかなうために、一日あたり平均3・4キログラムの二酸化炭素を排出し、15・6平方メートルの土地と972リットルの水を利用することがわかりました。この数値は富裕層ほど上昇し、とくに上位10％の高所得者層において顕著に高かったのです。つまり、健康的な食事はそれだけ多くの水や土地やエネルギーを要し、地球環境には優しくないのです。

博士らは栄養源と地球環境を考慮し、バランスを最適化した食スタイルを考案していきます。しかし、この食スタイルは、アメリカ国民の38％が経済的な理由から採用することができないこともわかりました。

昨今のSDGs（持続可能な開発目標）活動が真に環境に利しているかという疑問はしばしば指摘されますが、人々の健康と地球の健康も、少なくとも現状ではトレードオフの関係にあるようです。

He Hubacek (Nat Food 2021) Shifts towards healthy diets in the US can reduce environmental impacts but would be unaffordable for poorer minorities

3 ヒトの営みは大自然の律動の前では、ちっぽけな存在にすぎない

参議院議員選挙（２０１３年）で自民党が圧勝しました。政権交代の遠因として東日本大震災を挙げる人がいます。たしかに不慮の天災には、どんなに優れた政治家でも対応に苦慮するでしょう。思い起こせば１９９５年の阪神淡路大震災後も、政権は村山内閣から自民党へと移動しています。

明治維新は日本が過去に経験した最大の「政権交代」のひとつです。多くの思惑や世情、歴史的経緯が絡んだ複雑な改革であったものの、その遠因に天災を挙げる専門家も少なくありません。

発端は天保（てんぽう）の大飢饉です。１８３３年から数年間にわたった寒波の影響で、全国的な飢饉に陥りました。百姓一揆や大塩平八郎の乱への対応で、幕府の基盤は弱体化しました。そこに安政の地震が襲います。１８５４年から翌年にかけて東海・南海・関東で生じた連

続大地震です。こうした一連の災害によって、歴史は大きく動くことになります。

ヒトの営みは大自然の律動の前では、ちっぽけな存在にすぎません。自然災害が政治に及ぼす影響は世界で普遍的にみられます。バークレー大学のシャン博士らは、過去１万年の人類史を丁寧に統計解析し、その調査結果を２０１３年８月、『サイエンス』誌で報告しました。データによれば、熱波や豪雨があると、個人暴力は４％、集団抗争は14％増えるといいます。

博士らはさらに地球温暖化に着目しました。このまま世界規模で気温が上昇した場合、40年後には抗争件数は最大で現在の２倍に増えると予想しています。日本でも30％以上の増加が予想されています。

現在、戦争や暴動などの犠牲者が世界で毎年数十万人にのぼることを考えると、今回の政権交代の話題がちっぽけにさえ感じられる統計データです。

Hsiang Miguel (Science 2013) Quantifying the influence of climate on human conflict

④ 世界の地表に数十兆個浮遊する「マイクロプラスチック粒子」

マイクロプラスチックの環境問題は今や社会常識です。レジ袋が有料化されるなど、日常にも変化があります。有料化は理念としてはよいと思います。しかし、世界では毎年4億トンのプラスチックが生産されていて、2050年までには2倍に増加する見込みですから、レジ袋のみを有料化したところで、環境の保護効果はほぼ皆無でしょう。有料化はプラスチックゴミが減ることを期待しているというよりは、昨今のSDGs（持続可能な開発目標）の流れを汲んだ精神論的な意味合いが強いでしょう。

微細な断片プラスチックが、海洋生物に悪影響を与えることはよく知られています。魚や貝だけでなく、プランクトンからウミガメ、ウミドリまで幅広い生物が影響を受けています。では、私たちヒトへの有害性はどうでしょう。

陸上には、道路を走る自動車のタイヤのプラスチック片や、衣服の合成繊維のマイクロファイバーなど、マイクロプラスチックなどの発生源は無数にあり、世界中の地表には数十兆個のマイクロプラスチック粒子が浮遊しています。一人あたり毎日数万個を超えるマイクロプラスチックを摂取している可能性があり、週間量ではクレジットカード一枚分に相当します。

それほど体内に取り込んでいるにもかかわらず、実は、人体への影響はほとんどわかっていません。実験室内での検証はなされているものの、現実離れした実験条件ばかりで、実状を把握するには不十分なのです。大方の見方は「大半は腸から吸収されずに、そのまま排泄される」というものです。

しかし、いま直径1ミクロン以下の、さらに小さな「ナノプラスチック粒子」になると話が変わります。ここまで小さければ体内に吸収もされ、細胞への傷害も生じます。ナノプラスチックは現時点では規制当局の監視外であり、環境推定値にも含まれていません。どれほどのナノプラスチック粒子が舞っているのか、まったくの未知数です。

Lim (Nature 2021) Microplastics are everywhere but are they harmful

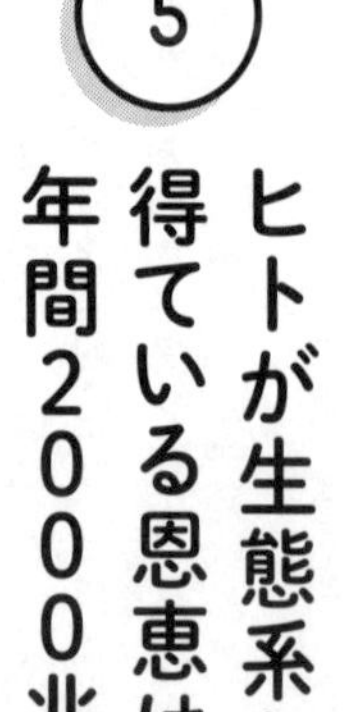

ヒトが生態系から得ている恩恵は年間２０００兆円

２０１２年10月、ＣＯＰ11（コップ）がインド南部のハイデラバードで開催されました。正式名称は「生物多様性条約第11回締約国会議」。二年に一回開催される会議で、動植物を保護し、生態系の多様性を守ることを目的とします。前回は名古屋で開催されましたからご存知の方も多いでしょう。

今回のＣＯＰ11で合意された重要な方針の一つは「生態系保全のための途上国への資金を倍増する」というものです。名古屋で採択されたいわゆる「愛知目標」を達成させるための資金の確保です。「倍増の算定基準が不明瞭」と先進国側は反発しましたが、途上国側の意見が採択されました。

「算定基準が不明瞭」とは、その時点では、まっとうな主張でした。なぜなら、ちょうどその直後に『サイエンス』誌に生物多様性の保護に必要な費用が報告されたからです。これほど丁寧に計算されたのは初めてのことです。英バードライフ・インターナショナルのブチャート博士らによる試算です。

実態がよく解明されている鳥類に絞ることで算出が可能となりました。報告によると、絶滅の危機に瀕している鳥類1115種を救うのに年間1兆円ほど掛かるといいます。現在、資金確保できているのは、この12％ほどです。つまり倍増してもまだ足りません。

一方で「そこまで費やして生物を保護して見返りがあるのか」という声がしばしば上がります。そもそも38億年の生物史で自然消滅した種は無数にあります。種同士が滅ぼし合うのは進化の摂理。「多額を注ぎ込んで人為的に生物界へ介入するのは、人類の自惚れからくる越権行為だ」という主張もあります。

一見筋の通った意見にも思えますが、しかし、ヒトが生態系から得ている恩恵は年間2000兆円を下らないと言われます。

年間1兆円ならば破格の保全費といってよいと見ることもできます。

McCarthy Butchart (Science 2012) Financial costs of meeting global biodiversity conservation targets current spending and unmet needs

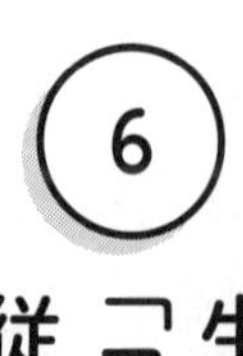

生物の個体数は「フェルフルスト＝パール方程式」に従って変動する

２０１５年の世論調査で、初めて日本の人口が減少に転じました。出生率が2を下回った70年代に少子化が社会問題として浮上して以降、ようやく数値として現れた形です。

一方、世界に目を向けると、74億人という現在の総人口は、21世紀中に１００億人を超える見通しです。とはいえ、人口増加率は全体的に鈍化傾向にあります。主な理由は発展途上国で避妊等の家族計画が定着したことにあります。つまり、人口爆発と呼ばれた時代は終わり、いまや定常状態に向かった安定化期に突入したと言えます。

生物の個体数は「フェルフルスト＝パール方程式」に従って変動します。環境に対して個体数が多すぎれば減少し、少なすぎれば増加率するという、ごく自然の原理です。人間も生物である以上、例外ではありません。日本の人口が、日本という環境で多すぎれば減少に向かうのは自然の摂理です。

夫婦へのアンケート調査を行うと、子供を二人以上もたない理由の上位に「家計の圧迫」が必ず入ります。生涯で最も大きな割合を占める支出は、一般的な家庭では、住居費(家やマンション)です。これこそが人口が過多である証拠です。今回人口が減少したのは自然の節理に適っています。

人口が減れば土地が余り地価は下がります。つまり、住居費が家計を圧迫しなくなります。そうなれば、自然と少子化率は減速するでしょう。職場まで徒歩圏内に自宅を構えるなど、生活環境自体も好転するでしょう。

もちろん楽観視はできません。少子化は、労働者人口の減少を引き起こし、経済停滞や年金制度崩壊などの社会的危機とは切り離せません。ただし、この問題は社会システムが変われば解決できると主張する専門家もいます。たとえば、女性や高齢者に雇用機会が均等に行き渡るだけで、労働者数はほぼ倍増します。

ついでながら、男女雇用の格差が少ない国、たとえばスウェーデンやノルウェーでは、平均寿命の男女差が日本より小さいことも記しておきます。

https://encyclopediaofmath.org/wiki/Pearl-Verhulst_logistic_process

8章　インターネットの功績と罪

① 多様な意見が飛び交うインターネットの二つの罪

類は友を呼ぶ――この原理は私たちに根深い影響をもたらします。ヒトの心は、よほど平静時でなければ、自分とは異なる意見に無条件に耳を傾けられるほど寛大ではありません。結局、不快さを避けるために、知人との関係は、自然と似たもの同士の輪に限られてきます。すると「自分の考え」がさらに助長されます。役員が会社トップによって選ばれた組織などによく目にする現象ですが実は、日常的に広く見られます。

たとえば、インターネット。ここには多様な意見が飛び交っていますが、エイタン・バクシー博士らが２０１４年、１０００万人の米国人を対象に７００万のウェブサイトの閲覧状況を半年間調査したところ、ユーザーは自分の信念に反するあるいは無関係だと思われる情報の約70％を無視し、当人に好都合な記事ばかりを閲覧することがわかりました。

インターネットには、さらに事態を悪化させることが二つあります。一つ目は、人同士が積極的に繋がる仕組みが施されているソーシャルネットワークです。ここでは、現実の社会同様、似た意見を持った者同士がよく繋がり合っています。はなから自分と異質な意見は当人には届かない構造になっているのです。

二つ目は、最近のネットサイトではユーザーの閲覧履歴から当人の好みを推測して記事をランク付けして表示するアルゴリズムです。このリコメンド機能の結果、居心地のよい情報ばかりに囲まれることになります。

私たちの思考は、自分もしくは他者によって選定された情報の包囲網の範囲内で成立しています。こうして部分熟成された「自分なりの意見」を引っ下げて、社会活動を営んでいるのが「私」です。

結局、社会コミュニケーションは、色眼鏡を通じて形成された偏見性に無自覚なまま、意見を主張しあう傀儡（かいらい）ゲームへと堕落してしまうことになります。

Bakshy Adamic (Science 2015) Exposure to ideologically diverse news and opinion on Facebook

② 人々の意見を二極化させるソーシャルメディアの「情報分極」

ソーシャルメディアやモバイル機器は社会変革をもたらしました。今回あえて悪しき変容点に着目します。

まず従来型のマスメディアが弱まった影響は無視できません。いまや多くの人々はデジタルメディアからニュースを得ます。インターネットは地域性が希薄なためローカルニュースよりもグローバルニュースに力点が置かれます。地方紙は減り、地元に密着した記者も減り、「ニュース砂漠」が発生します。人々もまた身近で起こっているニュースに無頓着になります。

一方、地域の垣根がないデジタルメディアでは無数のニュース供給者が競合することになります。自由競争から魅力あるコンテンツが増えれば歓迎ですが、実際には好奇心をそそるだけの悪質な過飾文句や虚偽情報も発生します。結果としてデジタルメディアへの猜疑心が募り、新しい情報より既存の情報に信頼をおく心理傾向を生み出します。もともとデジタル機器には得手不得手があり、情報格差を生みやすい基盤がありますが、ここにデジタル嫌悪への個人差が加担して情報格差はさらに拡大します。

さらに多くのソーシャルメディアでは読者を釘付けにするためのリコメンド機能を搭載しています。閲覧履歴から各読者の嗜好を予測して「いかにも読まれそう記事」を優先表示します。この機能は当人に関心の薄い記事や反対意見が目に留まる確率を下げ、見識を偏向させます。その結果、人々の意見が二極化する「情報分極」が生じます。政治的意見や経済学的解釈にとどまらず、感情表現の二極化にもつながります。

もともとインターネットは意見が共鳴増幅して「炎上」しやすいことは指摘されていましたが、同時に実世界と作用するコストが抑えられることから集団の階層化も生み出しやすくなります。

デジタル社会における個人対集団の相互作用の研究はまだ初期段階にあり、潜在的な問題は不明瞭ですが、すでに何らかの配慮が必要なことは疑いようがありません。

Valenzuela Rojas (Nat Hum Behav 2019) Taming the digital information tide to promote equality

Twitterが科学や研究の分野で有効活用されている

Twitterが科学や研究の分野で有効活用されています。投稿の内容から精神疾患を診断したり、自殺や刑事事件の発生を予測したりする研究は以前から行われていますが、これとは異なる新たな流れがあります。

典型的な活用法は、疫病などの蔓延をリアルタイムで捉えることです。たとえばグエルフ大学のダラ博士らは、2017年7月から2018年11月までの鳥インフルエンザに関する2万件を超える投稿を収集し、人工知能で分析することで、現実に起こっていることの約75％を検知できることを証明しました。3分の1の発生については公的な発表よりも早期に検出されました。Twitterは従来の監視システムを補強する「社会マイク」として機能するというわけです。

もう一つの潮流が科学者のコミュニケーションです。『ネイチャー』誌の調査では、科学者の13％がTwitterを使用しています。何万もの読者がつくインフルエンサーもいます。彼らの中には一般読者に向けて、最先端の研究成果を紹介するサイエンスコミュニケーターもいますが、最近のトレンドは、科学者同士でのTwitter活用です。

新しい論文が公開されたその日のうちに多勢で意見や批判を交換するTwitter上のジャーナルクラブがあります。こうした書き込みは、研究者の「課外活動」ではなく、実質的に有益な営みとして研究活動の一部となっています。科学を健常化し、情報循環を迅速にするだけでなく、立場の上下関係や地域格差の制約が少ないため、若者の教育においても重要なプラットフォームとなります。ある調査によれば、論文の発表からわずか一時間で最大245人の参加者と4559もの書き込みが寄せられたといいます。人が集う伝統的な学術集会では実現不可能な規模です。

権威と権力が根付く学術界へのTwitterの参入。歓迎すべき時代変化だと思います。

Yousefinaghani Sharif (Sci Rep 2019) The Assessment of Twitter's Potential for Outbreak Detection Avian Influenza Case Study
Wetsman (Nat Med 2019) How Twitter is changing medical research

「鍵垢（かぎあか）」をめぐる就職希望者と企業のいたちごっこ

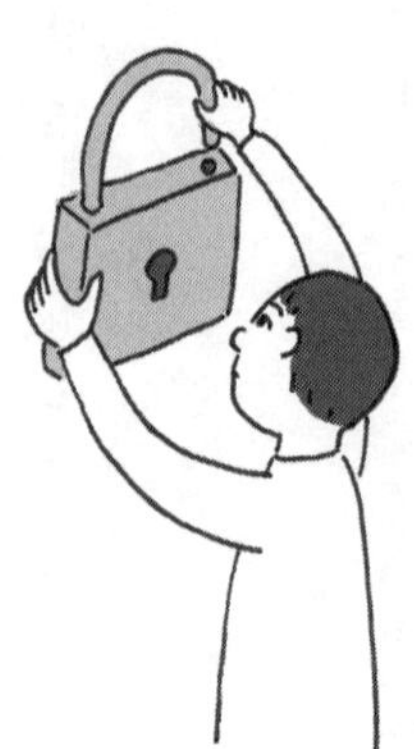

「鍵垢（かぎあか）」という若者独特のネット用語をご存知でしょうか。「鍵アカウント」の宛字（あてじ）です。フェースブックやツイッターなどのSNSで、個人のアカウントを非公開として、特定の読者（フォロワー）のみに開示することを「鍵をかける」といいます。

とはいえ、アクセスが許可されているフォロワーが当人に宛てて書いた内容を見れば、鍵垢で展開されている話題を推測できることがあります。ヴァーモント大学のバグロウ博士らは、ツイッターの記述を人工知能（ＡＩ）に解析させることで、鍵垢の内容をどれほど正確に推測できるかを調査しました。

もともと人工知能の解読力には限界があります。鍵の掛かっていない通常の公開アカウントを解析した場合でさえ、人工知能による個人特定と内容推測の確率は64％です。現在の人工知能の理解力はそんなレベルです。これを前提とした上で、博士らは、鍵垢の推測率がどれほどかを計測しました。驚くべきことに、フォロワーのデータだけを使った場合は61％という確率の結果になりました。つまり当人のデータが非公開でも、周囲のフォロワーたちが、その非公開アカウントの書き込みにどう反応したかを見るだけで、アカウントが公開されていた場合の95％（＝61÷64）の性能が出るということです。しかも、わずか8〜9人のフォロワーを解析すれば十分でした。

昨今、就職希望者のSNSを企業側がチェックするのは当然で、学生側もそれを見越して、優等生じみた書き込みを綴って自己アピールしています。吐き出したい本音は、別にアカウントを開設し、鍵垢にして吐露します。しかし先の技術を使えば、鍵垢にこっそりと書かれた本音を見抜くことができるというわけです。

ちなみに今は、鍵垢のバリアを破る裏技術も広まっています。ある企業の人事関係者は「我が社では裏技を使って鍵垢も調査している」とこっそり教えてくれました。驚いたのは、学生側もその事実をすでに認知していて、他人に読まれていることを前提に、鍵垢でも優等生ぶりを自作自演しているというのですから、すでにいたちごっこではあります。

Bagrow Mitchell (Nat Hum Behav 2019) Information flow reveals prediction limits in online social activity

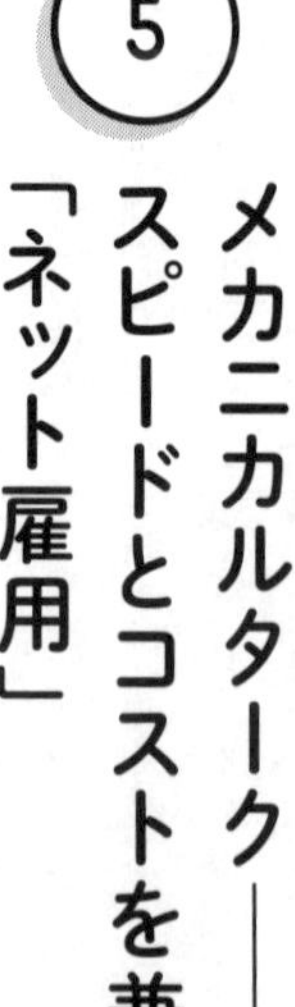

5 メカニカルターク──スピードとコストを兼ね備える「ネット雇用」

「メカニカルターク」をご存知でしょうか。ネットを介して仕事を受注するシステムで、インターネット書店大手のアマゾンが運営しています。

現在、世界100カ国以上から何十万人というワーカーが参加しており、さまざまな依頼者が提供する仕事のリストから、自分のできるタスクをこなし、報酬を得るというシステムです。

誰でもできる単純作業が多いのですが、なかには文献の提供や、音声データの文字起こし、行方不明者の捜索など、高度なタスクもあります。

労働基準や労働賃金、あるいは脱税などの問題点が指摘されてはいるものの、失業者やフリーターへの新たな雇用形態としても注目を集めています。

このメカニカルタークに、このところ研究者が熱い視線を注いでいます。たとえば社会学の分野では、しばしば不特定多数にアンケートをとる必要があります。とくに大規模な調査では、人を募るプロセスに時間がかかります。ましてや海外からアンケートを得るのは困難です。

カリフォルニア大学のレンズ博士は、メカニカルターク上で研究用のアンケート参加者を募集したところ、わずか4日の公募で数百人のワーカーから意見を集めることができました。

驚くべきは賃金です。従来型のアンケートでは、相場は一人あたり15分間で8ドル程度ですが、メカニカルタークでは1ドル以下で済みます。ときおりスパマーと呼ばれ、金銭目的の無責任なワーカーもいますが、返答パターンに基づいて統計的にデータを排除できるため大きな問題ではありません。むしろ賃金が安いためにスパマーが少ないのが特徴だといいます。

スピードとコスト。両者を兼ね備える魅力的なネット雇用は、あらたな需給システムのホットスポットとなりそうです。

Bohannon (Sciencev 2016) Psychologists grow increasingly dependent on online research subjects

⑥ 中国の驚くべき新型量子コンピューターの研究結果

2020年の年末に重要なIT関連ニュースが飛び込んできました。中国の研究者が、新型の量子コンピューターの研究成果を米科学誌『サイエンス』に発表したのです。

量子コンピューターといえば、2018年末にグーグルが「量子優位性」を達成して世界を驚かせました。量子コンピューターは量子の不確定性を利用して計算を行い、正確無比を志向した通常のコンピューターとは演算原理が異なります。グーグルは世界最速のスーパーコンピューターでは1万年かかるとされる処理を、わずか200秒で実行してみせました。この偉大な記録を抜くとしたら、今やITの基礎研究で世界のトップを走り続ける中国だろうと目されていました。この予想が的中した形です。

しかし驚いたのがその手法です。グーグルの量子コンピューターは超低温に保たれた超伝導回路を用いているのに対し、中国のそれはレーザーのビーム、つまり光を用いています。室温で動作するのです。この原理自体は、2011年にマサチューセッツ工科大学の研究者らによって考案されていましたが、技術的に困難な課題を解決することで、今回ようやく実現しました。

通常のコンピューターでは実質的に不可能であることが数学的に証明されている計算を、76個の光子を検出することで、わずか数分で完了しました。この計算は、かのグーグルの量子コンピューター「サイカモア」でさえ1万年かかるとも言われており、今回の発表がいかに桁違いの偉業であるかが窺えます。

量子コンピューターが実現した今、もっとも身近で影響があるのがパスワードです。現在広く使われている暗号化の方式は「古典的なコンピューターでは現実的な時間内に解読できないこと」を前提に安全性が確保されていますが、量子コンピューターであれば瞬時に解読できます。

いま数学者たちは量子コンピューターでさえ計算困難な耐量子暗号の探索に躍起になっています。

Zhong Pan (Science 2020) Quantum computational advantage using photons

7 オンライン会議は耳を重視

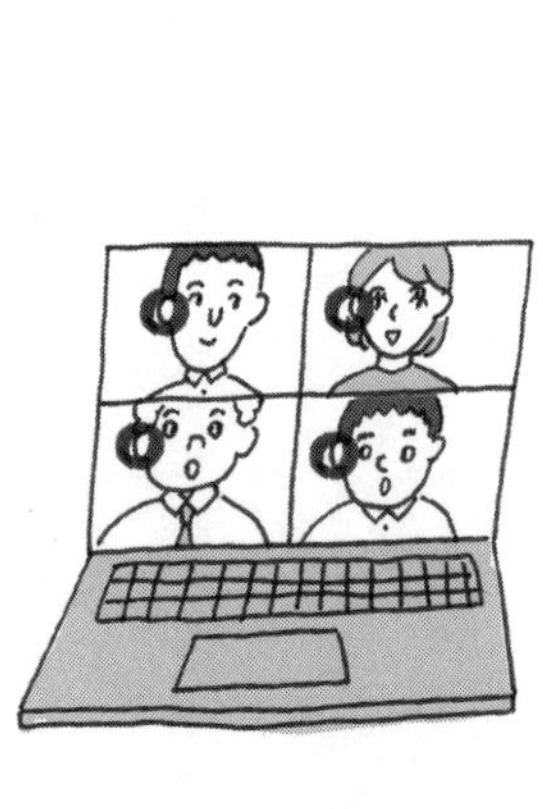

オンライン会議では目よりも耳を重視したプレゼンテーションを推奨します。ソーシャルディスタンスを確保するという社会要請から、オンライン会議は新しいスタンダードになっています。学術集会でも同様です。研究者たちは、「ZOOM疲れ」に辟易しながらも、バーチャルな会議に一定の利点があることを認めており、オンライン会議はポストコロナ時代でも継承されるでしょう。

世界のどこからでも手軽に参加でき、また感染率の高い国やワクチン摂取率の低い国からも躊躇なく参加できます。さらに参加者の旅費や学会の運営費を節約できるため、経済的な地域格差の解消につながります。

オンライン会議は環境に優しいという側面も忘れてはなりません。たとえば2019年にサンフランシスコで開催された米国地球物理学会では、世界中から2万5000人が集まりましたが、参加者の移動だけで8万トンもの二酸化炭素が排出されたという試算もあります。

オンライン会議はダイバーシティも促進します。外出に困難の伴う障害者や、出産・育児に関わる人にとって、自宅から参加できる利点は計り知れません。

一方、オンライン会議は画面を長時間見続けなくてはならず、働き方には注意する必要があります。目の疲労や頭痛や肩こりは典型的な症状です。ただし、これは視覚よりも聴覚に重点をおいたプレゼンテーションに変更すれば解消されます。たとえば「この図のような効果が見られた」と説明すれば、モニターに視線をやる必要がありますが、内容を具体的に口頭説明すれば、画面を見る必要はありません。ラジオ放送のように聴覚で完結すれば、通勤しながらでも、運転しながらでも、家事をしながらでも、エクササイズしながらでも会議に参加できます。スマートフォンのような小さな画面でも参加可能となり、さらにダイバーシティを促進します。従来のプレゼンテーションは見かけの印象、つまり視覚が重視されてきましたが、ポストコロナ時代は新しいプレゼンテーション技術が要求されるでしょう。

Remmel (Nature 2021) Scientists want virtual meetings to stay after the COVID pandemic

8 脳内にデジタル情報を運搬できれば、人類のあり方はさらに変わる

印刷技術や蒸気機関など、人類の生活を大きく変える発明は過去いくつかありました。そうした発明のうちもっとも初期の一つはなんといっても「文字」でしょう。かつては脳の記憶に頼るしかなかった「情報」が、文字として記録された瞬間、遠方との会話だけでなく、何世代も離れた子孫へ正確な情報を残すことが可能となりました。同時に、情報は自力で褪(あ)せる力を失い、時の流れが希薄になりました。

インターネットは文字に匹敵する発明といえます。情報が電子化され世界中で瞬時に共有される現代、情報は脳のキャパをはるかに超えたところで自律性を獲得しています。

こうした中、次世代に期待したい技術はウェアラブル情報です。脳内にデジタル情報を効果的に運搬できれば、人類のあり方はさらに変わります。グーグル社が手がける「グーグルグラス」は、このコンセプトに近いものです。視界に欲しい情報が必要なときに表示

されるメガネです。現実とバーチャルの世界がシームレスに融合するオーギュメンティットリアリティは、きっと街歩きを楽しくするでしょう。広告のあり方も替わるはずです。店の前の通りゆく人にアピールするために自動アクセスポイントを設置する店舗も増えるでしょう。

先日、グーグルグラスに搭載予定だった顔認知機能が、倫理的問題が解決できるまで、凍結することが発表されました。人を覚えるのが苦手な私にはぜひ実現して欲しい機能ですが、グーグル・ストリートビューでの失敗からか、慎重な滑り出しとなりました。

たしかに本人のあずかり知らぬ所で個人情報が公開されるのは問題です。とはいえ、街ゆく人に「ＩＴ系転職希望」「婚活中、希望年収〇〇円」「今すぐ飲み友募集」などと、自分にデジタルラベルを付けて街を歩けば、スムーズな人材マッチングが進むでしょう。もしかしたら少子化対策にもなると考えるのは飛躍しすぎでしょうか。

https://www.google.com/glass/start/

テレワークによって総労働時間は約10%増

コロナ禍におけるテレワークは、私たちに多くの気づきを与えました。リモートタスクやオンライン会議は、アイデア自体の歴史は長いのですが、人間は慣性力が強い生き物です。現状に特段の問題がなければ、慣習を変えようとはしません。コロナ禍はテレワークの導入の契機としてみれば悪くはありません。

テレワークについては賛否両論でしょう。パンデミック後も以前の職場システムに戻る可能性は低いため、是非はともかく、テレワークの実態については掌握しておく必要があります。マイクロソフトの楊珑頎らは、社員6万人を調査し、テレワークの現状をあぶり出し、2021年9月に『ネイチャー人間行動』誌へ論文として発表しました。

調査では電子メールやインスタントメッセージ、電話など多くの業務活動に関する匿名データを解析しています。解析から真っ先にわかることは、想像されるように、テレワークの普及によって人の繋がりが希薄になったことです。電話や会議でのコミュニケーションが減り、かわってインターネット上でのコミュニケーションの時間が増えました。リアルタイムのコミュニケーションが阻害されたことで、同僚との共同作業は約25％減少しました。一方、社内ネットワークでのコミュニケーションや人脈そのものは増えています。人々の繋がりが「太く少なく」から「細く多い」へと変化したのです。

一般に、強い絆で結ばれた人間同士は、共通の視点を持つことが多く、簡単に情報を伝達することができるため、互いに信頼し、協力し合う傾向があります。

対照的に、弱い絆は、これを維持するために必要な時間とエネルギーが少なくてすみます。また新しい非冗長で有益な情報が提供される可能性が高く、生産的です。

どちらにも利点があるため、一概に良し悪しは決められませんが、一つ留意したい点は、テレワークによって総労働時間は約10％伸びたことです。

費用対効果は慎重に見極める必要があるでしょう。

Yang Teevan (Nat Hum Behav 2021) The effects of remote work on collaboration among information workers

9章　「病気」でなく「健康」の原理の解明

個人の「ゲノム情報」を元に、最適な医薬品を判断する医療へ

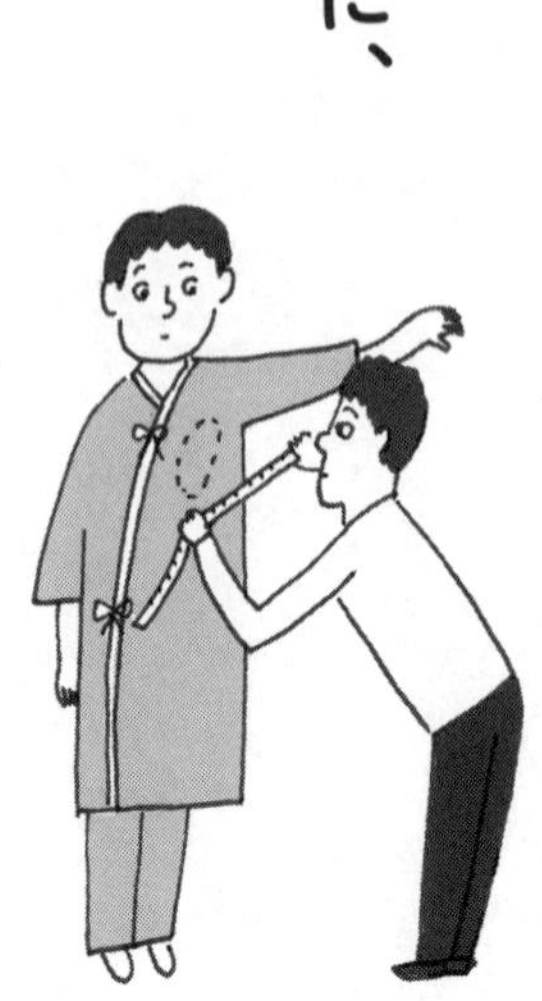

第3世代DNAシーケンサーが本格的に始動しつつあります。「DNAシーケンサー」とは、DNA配列を自動的に読み取る装置で、たとえば2003年に13年を費やして完了したヒトの全ゲノム解読（いわゆるヒトゲノム計画）で活躍しました。

その後、DNA複製酵素を利用することで、DNA合成反応を1分子ごとに可視化できるよう改良が進められ、後続機が生まれました。とくに2008年に市場に登場した第3世代は、第2世代と比べ、解読量と精度が格段に進歩しました。

その実力は瞬く間に発揮され、2011年、欧州で猛威を振るった病原性大腸菌O104のゲノムは、なんと2日間で解読されました。この成果により、激しい下痢と溶血性尿毒症の原因を同定したのみならず、この原因遺伝子が他の大腸菌から獲得されたなど、生物学的な発見ももたらしました。

新しいステージを迎えたゲノム解析分野ですが、実は、日本は出遅れています。欧米はもとより、国家プロジェクトとして力を入れてきた韓国や中国にも大きく水をあけられているのが現状です。

ヒトゲノム解読が終わったとき、たしかに一段落ついた雰囲気がありました。次は「このDNA情報をどう活用するか」へと関心が向かったのは自然な心理だったかもしれません。しかし、アメリカは違いました。ヒトゲノム計画が終盤に差し掛かった頃、「一人分のゲノム解析を10万円で」というとんでもない目標を掲げたのです。見事な先見力と実行力です。

世界的な潮流として、臨床医療の現場はいまやテイラーメイドへ向かっています。個人のゲノム情報を参考にして、その人にとって最適な医薬品を判断する細やかな治療です。医療先進国である日本が、次へのステップへ円滑に移行できるか。国家レベルの課題だと思います。

Rasko Waldor (N Engl J Med 2011) Origins of the E. coli strain causing an outbreak of hemolytic-uremic syndrome in Germany

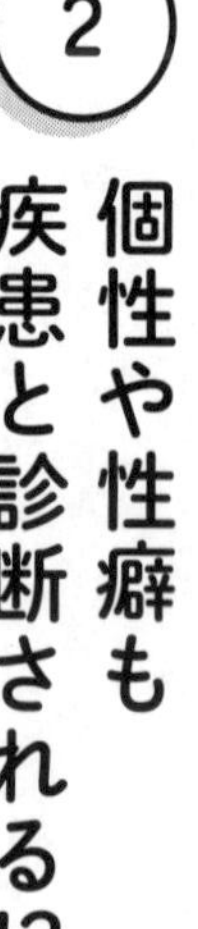

② 個性や性癖も疾患と診断される!?

ついに「DSM」第5版の日本語版が出版されました。DSMとは「精神障害の診断と統計の手引き」の英名略称で、1952年以来、米国精神医学会が改訂を重ねている精神障害の診断基準です。日本を含め、多くの国で採用されており、いわば精神障害の定義に関するグローバルスタンダードです。

DSM第4版が1994年に発行されて以来、今回の第5版は19年ぶりの改訂です。ただし私が冒頭で「ついに」と述べた意図は、19年ぶりという事実を指しているのではありません。第5版の日本語訳の発行が英語原版から一年以上も遅れたという意味です。これほど重要な国際基準の導入に、看過できない時間差が生じたのは（翻訳関係者の努力には賛辞の念しかありませんが、やはり）残念です。

今回の改訂で特に目立つ点は、統合失調症と広汎性発達障害の取り扱いです。いずれもシンプルになりました。たとえば「アスペルガー障害」という病名はなくなり、「自閉症スペクトラム障害」という診断名にまとめられました。

早速、この疾病統合によって診断範囲が狭まると危ぶむ声があがっています。一方で、従来の基準が緩すぎたという見方もあります。「あの基準では人口の50％は精神障害だ」と揶揄(やゆ)する臨床医もいました。これほどの人が相当するのならば、たとえば、男であるというだけで「病気」だと診断されるようなものです。個性や性癖までも疾患と診断されたらやはり問題でしょう。

時代が変われば、人の価値観も社会システムも変わります。これに伴い病気の定義が変化するのは当然です。近視は古代人にとって致命的な「病気」だったのでしょうが、現在ではさして問題ではありません。逆に、現在では健康な「症状」が、50年後には病気として扱われている可能性もあります。

折しも厚生労働省は２０１４年7月、患者の退院を促すために、精神科病棟の病床を削減するという報告書を取りまとめました。ＤＳＭ第5版がどんなふうに世間に受け入れられていくか、じっくりと見守りたいです。

「DSM-5 精神疾患の分類と診断の手引」（アメリカ精神医学会）

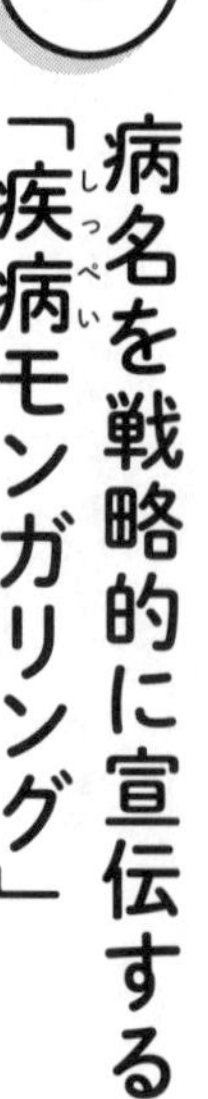

3 病名を戦略的に宣伝する「疾病（しっぺい）モンガリング」

「疾病（しっぺい）モンガリング」という言葉をご存知でしょうか。医療関係者が病名を戦略的に宣伝することです。さほど深刻でない健康上の問題を、病気に結び付けるよう誘導することで、治療費や医薬品による増収を企てるのが典型例な戦略です。

疾病モンガリングの問題は海外では早くから認知されていますが、日本では対応が遅れています。あえて対応を避けているのかもしれません。これには日本の医薬品制度が関与しています。たとえば、ＣＭや広告を用いた医薬品の宣伝は海外では珍しくありませんが、日本では違法です。そこで医療啓発が行われる。「こんな症状はありませんか」と謳い、医者への相談を間接的に勧めるのです。

これが最も成功したのは「うつ病」でしょう。かつて日本では精神疾患は忌み嫌われる病気でした。精神科に通うだけで後ろ指を指される時代もありました。そこで医療業界は、

「ＳＳＲＩ」という新しいタイプの抗うつ薬を発売に合わせて「うつ病は心の風邪です」というキャッチフレーズを展開しました。キャンペーンの効果はてきめんで、抗うつ薬の売上は6倍に増えました。この流れに乗って、「新型うつ病」なる新ジャンルまで創作されました。

こうした疾患の「開拓」による社会経済的な損失は無視できません。不用意な医療費の増加も招きます。しかし疾病モンガリングの最大の問題は、健康な市民に不安を煽っていることでしょう。

最近では、性交渉で女性が苦痛を感じたり、満足を得られない状態を指す「女性性機能障害」なる病気が話題になっています。ある専門家の調査によれば、なんと43％の女性がこの「症状」に相当するといいます。これほどの人が該当するのならば、それは疾患ではなく、正常と呼ぶのではないでしょうか。

Moynihan Henry (PLoS Med 2008) Disease mongering is now part of the global health debate Ihara (Int J Risk Saf Med 2012)
A cold of the soul a Japanese case of disease mongering in psychiatry

④ 議論の難しい「ダウン症出生前教育法」

「クロエ法」が話題になっています。２０１４年、米国ペンシルバニア州で施行された州法で、正式名称は「ダウン症出生前教育法」です。身籠っている胎児がダウン症候群であると出生前診断された親への対応を定めています。

羊水検査は40年前から行われています。知的障害の一種、ダウン症候群が主な検査対象です。ダウン症候群は約７００人に一人の割合で生まれる染色体疾患です。

現在、出産前にダウン症候群と診断された妊婦の実に90％以上が中絶を決断しています。その結果、過去40年間、ダウン症候群の出生数は低く抑えられています。

この事実に衝撃を受けた一人が、ダウン症候群の患者クロエ・コンドリッチの父親です。彼が政府に働きかけた結果、クロエ法が作られました。これまでの出生前検査では、医師は中立な立場から結果だけを伝え、判断は親に委ねています。一方、クロエ法では、ダウン症候群に関する情報（もしくは情報ソース）を親に提供することが義務付けられています。ここでいう情報とは、産んだ後に想定される生活上の変化、患者家族の経験談、知的障害児への公的サポートや民間支援団体などです。

当然ですが、ダウン症候群の子を産んだ親は「子供なんて産まなければ」とは決して言いません。現状を前向きにとらえ肯定的な発言をするものです。そうしたポジティブな情報を与えられた妊婦の判断はどう変化するでしょうか。

クロエ法の施行を憂慮するニューヨーク大学のプラン博士は、２０１５年の専門誌で「決断に非中立的なバイアスが掛かるため、出生前診断の公平な有効性が失われる」とする見解を示しました。たしかに、ダウン症候群と診断されても中絶しないのならば、初めから調べる必要はありません。過剰な検査は医療費増加の温床ともなります。

この問題は多角的で白黒の判断は難しく、議論まだまだ続きそうです。

Caplan (PLOS Biol 2015) Chloe's Law A Powerful Legislative Movement Challenging a Core Ethical Norm of Genetic Testing

⑤ がんを患っても「生きられる可能性が高い」と考える

がん患者の10年生存率の集計が、国立がん研究センターから発表されました。追跡率99%以上といいますから、地道で緻密な長期調査の成果です。データによれば、がんに罹った方が5年後に生存している確率は平均63%、10年後には58%です。疾患部位によって確率は異なるとはいえ、大雑把にいえば、がんを患っても「生られる可能性のほうが高い」と前向きに考えるのが正しいわけです。

もう少し注意深く考察しましょう。今回の発表は、1999年から2002年に診断された患者を10年間追跡した調査です。つまり、あくまでも当時の医療技術による生存率です。あれから20年経ち、現在のがんの治療技術は大きく進歩しました。もし10年後に再調査したら、生存率はさらに高い数値になるでしょう。

最新技術で、とくに注目に値するものは、がんのタイプを細分化する識別マーカーの開発です。たとえば同じ肺がんであっても、ヒトによって型が異なります。これを細かく識別できれば、各人のがん細胞を選択的に標的攻撃する「免疫療法」を行うことができます。最適な治療法が見つかった場合、生存率は格段に高くなります。

この医療界の流れを象徴するのが、米国の「ムーンショット計画」です。オバマ大統領にとって任期最後となる２０１６年１月の一般教書演説で発表されたプロジェクトです。医師や製薬企業のみならず、学術機関や保険会社の力までが集結する壮大な計画で、「ムーンショット」という名称からも想像されるように関係者規模はアポロ計画に匹敵します。

こうした網羅的な試験によって、人々のがんへの恐怖心はさらに減じるでしょう。まずは2万人の患者を対象とし、60の標的分子を用いた臨床試験が行われるといいます。期待して見守っていきたいです。

Dickson Moberly (PLoS One 2013) Reduced specificiry of personal goals and explanations for goal attainment in major depression

⑥ アルツハイマー病は減少している!?

アルツハイマー病は減少している——そんな報告が相次いでいます。こう書くと猛烈な反論がありそうです。厚生労働省は「認知症の患者数は年々増えている」という見通しを公式に発表し、2012年で462万人と推定された患者数は、2025年までに675万人に増加すると見積もっています。1・5倍に増える計算です。

増加の理由は、単に高齢者の絶対数が増えているからだと書きたいところですが、話はそう簡単ではありません。総務省統計局の発表によれば、2012年には3074万人だった高齢者人口は、2025年は3657万人になるといいます。1・2倍増に留まります。つまり、高齢者人口に対する認知症の割合は増加するわけです。この傾向は、先進国諸国でも同様です。

こうした患者率の変化は額面通り受け取ってはなりません。なぜなら、医療技術の進歩で、アルツハイマー病の診断の精度が高まり、診断数が増えているからです。また診断基準そのものが時代とともに変化しています。

さらに、通院する患者が増えていることも見逃せません。かつては、ボケるのは老化の一過程だと見なされていて、認知症の老人を家族が病院に連れていかないことは珍しくありませんでした。従来の数値には、そうした潜在的な数値が計上されていません。

こうした背景の要因を補正した「真の罹患率」がどう変化しているかが、いま各国で試算されています。ケンブリッジ公衆衛生研究所のブレイン博士らの大規模データがとくに有名です。想定しうる外部要因を慎重に除去して再計算したところ、アルツハイマー病の罹患率は年々減っていることが明らかになりました。とくに男性で顕著で、過去20年間で平均20％も罹患率が減少しています。

理由はわかりません。おそらく糖尿病やメタボリック症候群など、アルツハイマー病のリスクが判明するにつれ、そうした危険因子に対して予防線を張ることができているのかもしれません。

Matthews Brayne (Lancet 2013) A two-decade comparison of prevalence of dementia in individuals aged 65 years and older from three geographical areas of England results of the Cognitive Function and Ageing Study I and II
Matthews Brayne (Nat Commun 2016) A two decade dementia incidence comparison from the Cognitive Function and Ageing Studies I and II

7 開発されたワクチンがエボラ出血熱の死亡率を大幅に下げた

エボラ出血熱の病原ウイルスが日本に到来する――。いま（2019年11月）世界が注目するニュースです。こう聞いて不安を覚えるのはSF映画のドタバタ劇に馴染みすぎているせいかもしれません。ウイルスが届けられるのは東京都武蔵村山市にある国立感染症研究所です。この研究所は日本で唯一、最高危険度に相当するバイオセーフティーレベル4の病原体を扱うことができる研究所です。

来年（2020年）の東京オリンピックを控え、新たな感染症やバイオテロに備えるために、危険なウイルス5種が基礎研究に使用されることになりました。冒頭のエボラウイルスのニュースはその一環です。周辺住民からは「オリンピックはただの口実にすぎない」とウイルス搬入の強行に対して非難の声があがっています。私もオリンピックは単なる契機にすぎないと考えます。

現在、欧米や中国など世界24カ国の約60カ所にバイオセーフティーレベル4の施設があります。多重の防壁と厳密なチェック機能によって、これまで病原体などの漏出は一度も起きていません。日本では国立感染症研究所がバイオセーフティーレベル4に耐える安全設計で建設されましたが、周辺住民の反対によりバイオセーフティーレベル3での運用を余儀なくされました。

日本のウイルス研究は世界に遅れをとりましたが、ここにきてようやくバイオセーフティーレベルが4に引き上げられ、今回のウイルス輸入につながりました。オリンピックという大イベントを契機に、やっと事態が動いた形です。研究者の反応は概ね好意的です。

ちなみに、エボラ出血熱の約75％の死亡率を6％へと下げるワクチンが開発され、今やそれほど恐ろしい病気ではありません。もともとエボラウイルスの感染力は弱く、日常的に手洗いとうがいを慣行していればほぼ感染しません。インフルエンザや麻疹（はしか）のほうが、はるかに社会影響力が強く危険なのです。

Zastrow (Nature 2019) Why Japan imported Ebola ahead of the 2020 Olympics

⑧ 現在も絶滅していない「ペスト」

史上最悪の感染症はペストです。歴史的な大流行をみたのは中世。正確な犠牲者数は不明ですが、１３４７年からの５年間でヨーロッパを中心に、およそ1億人が犠牲になったとされます。人口の約30％に相当する数です。ペストに続く惨劇は、天然痘やスペイン風邪によるパンデミック。犠牲者は５０００万人ほどですから、いかにペストの被害が群を抜くかがわかります。

ペスト大流行の発生地は中国。まず中国国内で猛威をふるい、徐々に西域へと広がりました。ネズミやノミなどからヒトへの感染、さらにヒトからヒトへの感染と拡散の経路は複雑です。

しかし、それ以前、ペスト菌はどこから来たのでしょう。中世の大流行は、ヒトがはじめて経験したペストの恐怖ではありません。以前からペストは存在しました。２０２１年

6月、独キール大学のクラウゼ・キョラ博士らは、北欧ラトビアの遺跡から世界最古のペスト菌を発見しました。なんと５０００年前の遺跡です。当時この地域で農耕は始まっていません。埋葬された狩猟採集民の歯からペスト菌が採取されました。

ＤＮＡの由来を調べたところ、ペスト菌の起源は７０００年前に遡(さかのぼ)ると推定されました。それほど古くから人類はペストに脅かされてきた——。と推論したくなりますが、どうも、そういうわけではないらしいのです。

遺跡に埋葬された4体のうち、ペスト菌が検出されたのは1人のみですから、まず感染性は低いことがわかります。さらに、その一人もペスト菌への感染が直接の原因で死亡したわけでないらしい。少なくとも感染から何日間も生存していました。おそらく当初のペストは感染力も病原性も低かった。これが変異を重ねることで次第に強毒化し、数千年後に甚大な被害をもたらしたというわけです。

ペストは現在も絶滅していません。今でも毎年数百人がペストに感染しています。死亡率も約30%と非常に高くなっています。

Susat Krause-Kyora (Cell Rep 2021) A 5,000-year-old hunter-gatherer already plagued by Yersinia pestis

⑨ 世間に最も認知されているワクチン

新型コロナウイルスの治療のために、世界で競うようにワクチン開発が進められています。すでに臨床試験に入っているものもあり、連日発表されるデータを眺めるにつけ、一定の期待ができそうな気配です。開発一番手の製薬企業には膨大な利益がもたらされるでしょう。

通常ワクチンの開発には10年近い年月を要します。過去最速での承認は、筆者が知る限り、流行性耳下腺炎（おたふく風邪）ワクチンの4年ですが、今回、最短記録を更新します。

世間に最も認知されているワクチンはインフルエンザの予防接種です。日本で年間2500万人ほどが接種しており、統計学的に予防効果が確認されています。

ワクチンの効果には「直接予防」と「間接予防」があります。直接予防とは当人が感染しないこと、あるいは重症化しないことを目的に行われる接種です。

高齢や基礎疾患は重症化の危険因子であるため、優先的な直接接種が望まれます。しかし高齢者は免疫反応が弱く、免疫の寿命も短いため、間接予防を強化するほうが実効性は高くなります。つまり、高齢者に接する機会の多い**周囲の**人がワクチンを接種することで、高齢者への伝染を防ぐという戦略です。

ワクチンで標的となるインフルエンザの「型」は、ＷＨＯ（世界保健機関）による推奨などを参考に、次の予測をしながら選定されます。ウイルスは海外から持ち込まれることも多いため、南半球で7月に流行した型が参照されることもありますが、２０２０年は南半球でインフルエンザの流行は起こっていません。この意味で今季の型の選定は難しかったものの、裏を返せば、国際便が減っている現状が続くのであれば、インフルエンザの流入のリスクもまた低いのかもしれません。

Lipsitch Dean (Science 2020) Understanding COVID-19 vaccine efficacy

⑩ 新型コロナウイルスと似ている「コロナウイルスOC43」

新型コロナウイルスの世界的感染拡大から1年が経ちました。当初の収束の予測時期をはるかに超え、現在でも猛威を振るっています。これほどの感染規模になれば「収束」を期待するのはもはや無意味で、逆に、いずれ全員に感染すると考えるのが全うな見通しでしょう。過去、コロナウイルスのいくつかはそうした経緯を辿りました。

典型的な例は19世紀後半に世界的に流行した「コロナウイルスOC43」です。人類が初めて経験したコロナウイルスによるパンデミックと目されます。当時の記録によれば、世界で100万人が死亡し、重症患者は高齢者に多かったそうで、新型コロナウイルスと似ています。となれば気になるのはその後の経緯でしょう。

OC43は何度も感染の拡大と縮小を繰り返しました。しかし当初4%ほどあった死亡率は年々低下し、現在では毎冬に流行する「ただの風邪」となりました。私たち成人の90

%以上がＯＣ４３に対する抗体を持っています。

アムステルダム大学のフック博士は２０２１年、35年以上にわたって抗体の変化を追跡調査したデータを、医学誌に発表しました。ＯＣ４３を含むコロナウイルスに対する抗体は持続時間が短く、12カ月ほどで免疫力が消失することがわかりました（だからこそ毎年流行する風邪としてコロナウイルスが自然選択されたと解釈できます）。

新生児の大半は、生後3年以内に一度はＯＣ４３に感染します。一般に感染症は、人生で初めて感染する時がもっとも症状が重く、再感染では軽症で済みます。抗体に依存しない別の免疫系が身体を防御してくれるからです。

となれば新型コロナウイルス対策の鍵はワクチンでしょう。いずれ感染することが確実であれば、初体験の感染時に重症化しないよう予防接種しておくことは一つの選択肢でしょう。実際、今回開発されたワクチンは、感染そのものを予防するよりも、症状を抑えるタイプのものです。

Edridge van der Hoek (Nat Med 2020) Seasonal coronavirus protective immunity is short-lasting Dan Crotty (Science 2021) Immunological memory to SARS-CoV-2 assessed for up to 8 months after infection

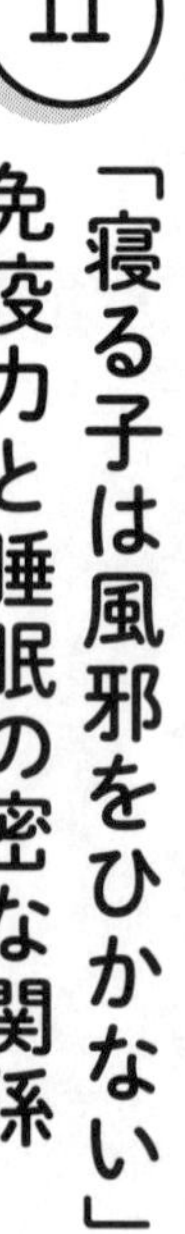

11 「寝る子は風邪をひかない」免疫力と睡眠の密な関係

「バカは風邪をひかない」という言葉は本来、「バカは鈍感だから風邪をひいたことに気づかない」という意味です。現代風に加味すれば「だから知らぬ間に感染を拡大してしまう」となるでしょうか。

バカはさておき、ウイルス感染には「免疫力」が大きく関係します。免疫力が十分に高ければ、ウイルスを防御できる確率が高まります。

免疫力が睡眠と関係するのはご存知でしょうか。十分な免疫力を発揮するためには十分な睡眠時間は欠かせません。

カーネギーメロン大学のコーエン博士らの有名な実験があります。21歳から55歳の健康な153人に風邪の病原ウイルス（ライノウイルス）を鼻腔内注入したところ、平均睡眠時間が7時間未満だった者は、8時間以上だった者に比べ、2・94倍も風邪の発症率が高かったのです。

この研究は、「人体実験」とも言える過激な実験デザインを持ちますが、より穏当な研究として、ワクチンを用いた実験を紹介しましょう。ウプサラ大学のベネディト博士らの研究です。

全24名にA型インフルエンザのワクチンを投与した後、52日にわたって抗体の力価(りきか)を調べました。ワクチン接種から数日以内にわずか一晩でも徹夜すると、インフルエンザに対する抗体の量が70%も減ってしまうことがわかりました。減少効果はとくに男性で強かった。

単に横になる姿勢をとるだけではだめで、しっかりと眠り込まなければ抗ウイルス作用は薄いのです。つまり効果をもたらすのは姿勢でなく睡眠です。「寝る子は風邪をひかない」とでも言うべきでしょうか。

Cohen Turner (Arch Intern Med 2009) Sleep habits and susceptibility to the common cold Benedict SchiÃ¶th (BMC Immunol 2012) Acute sleep deprivation has no lasting effects on the human antibody titer response following a novel influenza A H1N1 virus vaccination

⑫ 端末機を通じて健康管理や治療する「エムヘルス（mHealth）」

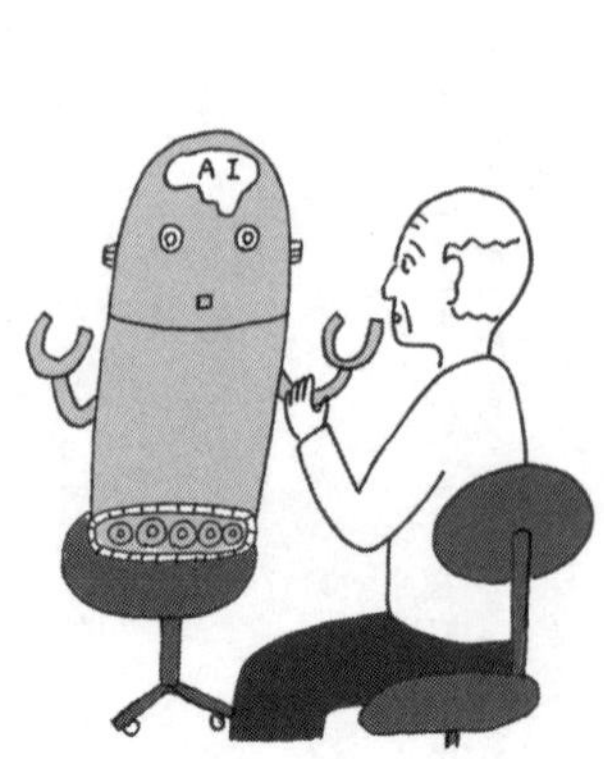

２０２０年夏、日本初のプログラム医療機器ＣｕｒｅＡＰＰが承認されたことを皮切りに、「エムヘルス（mHealth）」が注目を集めています。エムヘルスはモバイルヘルスの略称で、端末機を通じた健康管理や治療を指します。例えばＣｕｒｅＡＰＰは禁煙を支援するアプリで、従来の禁煙薬を上回る効果を得られたため保険適用となりました。デジタル医薬が期待される疾患は糖尿病、認知症、アトピー性皮膚炎など幅広くあります。通院先で錠剤ではなくアプリが処方される将来も遠くないでしょう。

精神疾患や発達障害を診断・治療するアプリ開発も進んでいます。人工知能が発達したことで自然言語処理や音声分析が飛躍的に向上し、日常的な会話を分析することが可能となりました。これによって会話から病名を特定することができるのです。

さらに進んだものとしては、会話テキストを言語的に解析しなくても、たとえばスマートフォンのクリック、タップ、スクロール、スワイプなどのキーストロークの動きから、うつ病を検出することに成功した研究もあります。

こうした技術は「デジタルフェノタイピング」と呼ばれ、ＡＩが各個人の特徴を学習し、特定の患者を長期的に追跡診療できると期待されています。

精神科領域では診断するだけでなく、患者と会話することによるカウンセリングも肝心です。これを担うアプリはチャットボットです。セラピストに替わって患者と会話し、ガイダンスや介入を行います。チャットボットは場所と時間を問わず、いつでもコミュニケーションが可能というメリットがあるだけでなく、極度な人見知りにもアクセスできたり、告白しにくい私的なことを心置きなく打ち明けられたりなど、生身のセラピストを超える利点があります。

すでにユーザーの満足度が高いことが実証されており、ますます多くの企業が参入するでしょう。

D'Alfonso (Curr Opin Psychol 2020) AI in mental health Devaram (arXiv 2012) Empathic Chatbot: Emotional Intelligence for Empathic Chatbot: Emotional Intelligence for Mental Health Well-being Meadows Suddaby (Digit Health 2020) Conversational agents and the making of mental health recovery

13 健常人のゲノムを解読して病気でなく「健康」の原理を解明しようという試み

発症してから病院に行くのでは遅い。健康なうちに先手を打つべし――。

予防医学が注目を集めていますが、いまだに体調の異変に気づいてから病院に足を運ぶ方が多くいます。株価が下がってからあれこれ動くのは手遅れです。

現存する中国最古の医学書『黄帝内経』に収録された「素問・四気調神大論」には、「聖人不治已病治未病」（訳：聖人は既病を治すのではなく未病を治す）と記され、「未病」という概念が提唱されています。

未病のブームは臨床だけではありません。基礎研究の分野でも「病気」の研究から「健康」の研究へと舵が切られています。これまで研究では、「疾患」を解明することで治療に役立てようというアプローチが主流でした。しかし改めて考えてみれば、患者の数より健常人のほうが圧倒的に多いわけです。健康について理解が進んでいないということは、人間という生命体の動作原理が解明されていないに等しいことになります。

健康を研究する代表的な流れは、米国や英国、中国で始まっている大規模なゲノム解析でしょう。２００３年に完了した「ヒトゲノム計画」の当時は13年掛かった一人分のＤＮＡ解読が、現在では30分以内に終わります。こうした最新技術に後押しされ、１００万人規模の健常人のゲノムを解読して「健康」の原理を解明しようという試みです。

健康状態を常時監視するヘルスケアツールも増えました。身近な例は２０１８年に発売になったアップルウォッチ シリーズ４でしょう。加速度計や心拍計のみならず心電計も内蔵します。膨大な身体状態がデータセンターに集約されます。すでに不整脈の予備軍が発見され、恩恵を授かった「健康な人」も少なくありません。

問題は日本です。国内では大規模な健常人ゲノム計画はおろか、アップルウォッチの心電計の使用さえ認可されません（注 アメリカに遅れること2年、２０２０年に認可されました）。倫理規制や承認制度など難しい問題があるでしょうが、有益な試みについては柔軟な対応が望まれます。

Editor (Nat Bioltech 2019) Banking on health

10章　薬——よく効いて安全、であればよいか

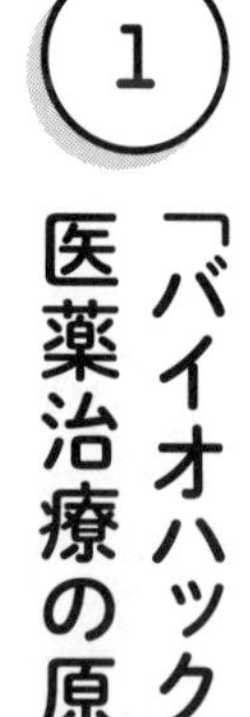

①「バイオハック」医薬治療の原点回帰か

「バイオハック」をご存知でしょうか。生物工学の技術を使って自分の身体を改造しようという試みです。ドーピングにも似たＳＦ的なこの運動は数十年前から徴候が見られましたが、このところ新たなフェーズに入ったようです。象徴的だったのはラスベガスで開催された学術集会「バイオハックザプラネット２０１９」です。

これまでの集会では、登壇中にエイズの遺伝子治療の自己注射を実践してみせるなど、奇抜なパフォーマンスが目立ちました。実際、参加者の多くは非専門家で、いわば愛好家の集いの域を出ませんでした。しかし近年は、博士号をもった研究者も参画し、最新の遺伝子工学を駆使した有効な治療法も開発されています。多くはすでに製薬企業が開発した治療法を焼き直した廉価版が多いのですが、なかには対処法のなかった希少疾患に対する新しい治療法も含まれます。

とはいえ正直なところ、現時点では安全性や品質に問題があるといわざるをえません。重篤な副作用や死亡者の例もあり、ＦＤＡ（米国食品医薬品局）は法律によるバイオハック規制に乗り出す予定です。

こうした背景のなか、意外なことに、２０１９年12月、『ネイチャー生物工学』の編集部は、近年のバイオハッキングの動きに対して前向きな見解を示しました。

アメリカでは昨今の医薬品の供給不足と医薬品価格の高騰によって、本来治療すべき患者に適切な治療が行き渡らないという問題があります。ここに一石を投じます。つまり、製薬企業の経済構造をハッキングするのが彼らの真の狙いなのです。費用対効果から製薬企業は希少疾患への治療薬の開発を躊躇するなか、患者たちはバイオハッキングに希望を見出しています。

バイオハッキングは非営利的な運動であり、彼らの商品はきわめて安価です。「いくぶんか危険が伴っても希望があるのならば」——。これは医薬治療の原点回帰とも言えます。

Bennett Rabinow (Nat Biotechnol 2009) From synthetic biology to biohacking are we prepared

② 薬の副作用を予測するアルゴリズム

どんな薬にも多かれ少なかれ副作用があります。これは仕方がないことです。しかしこれを理由に、薬を一方的に「悪者」とする風潮があるとしたら残念です。

心理学実験でも、ヒトの脳は、利得よりも損失に強く反応することが知られていますから、副作用に敏感になるのは自然な生理かもしれません。しかし、薬の有益性を考えると、一害のために百益を捨てるのは惜しい気がします。

副作用は、消費者のみならず、製薬会社にとっても頭の痛い問題です。

薬は大変な労力と時間を掛けて作り出されます。試験した薬物のうち、最終的に医薬品として認可されるのは0・001％程度です。一つの薬を作るのに二十年近く、開発費にして五〇〇億円ほど掛かります。

しかし市場で大ヒットすれば、一剤で年間一兆円の売上げが見込めます。トヨタのヒット車カローラと比べても、利益の桁が違います。製薬業界は恐ろしくハイリスク・ハイリターンの世界なのです。だから副作用で製品回収という事態になれば大打撃です。

副作用は販売後に発覚することが少なくありません。もし市場に回る前に予測できれば、人々の健康のみならず、製薬会社にとっても利点は大きいのです。

そんな夢のような予測アルゴリズムが生まれつつあります。ノバルティスのアーバン博士らが、２０１２年６月、『ネイチャー』誌で報告した研究がまさにそうです。

彼らはコンピューターを用いて、すでに使用されている６５６種の薬の化学構造について、標的分子との相互作用を徹底的に精査し、１２４１もの未知の副作用を予測しました。実験で確認したところ、約半数の予測は実際に正しいことがわかりました。

このアルゴリズムが、将来の新薬に対して、いつ応用されるかは未定ですが、医薬界にとって間違いなく朗報となるでしょう。

Lounkine Urban (Nature 2012) Large-scale prediction and testing of drug activity on side-effect targets

③ 医薬品の特許がオークションに出品されている

医薬品の特許がオークションに出品されています。まるで宝飾品や芸術作品のように。医薬品の特許は、製薬会社が独自に開発した化合物やその用法に対して取得するのが一般的です。もちろん自社の利得を守るためです。しかし、２０１１年3月に出品された特許は製薬会社ではなく、個人からの出品でした。

ゾレドロン酸は高カルシウム血症に有効な薬物です。製薬大手ノバルティスが開発に成功した薬です。しかし、頭痛などの副作用が現れることがあります。同社のコンサルタントを務めていたデサイ博士は、卓越した専門知識を活かし、副作用を抑える改良案を提示しました。ところが、ノバルティスは乗り気でなかったのです。アイデアに自信のあった

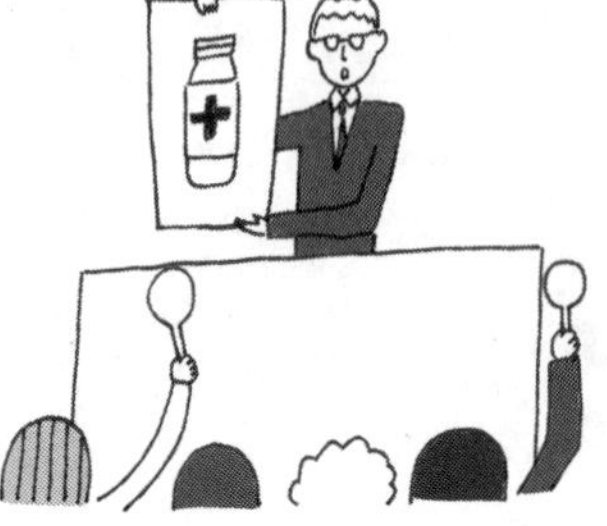

デサイ博士は、自己資金で臨床試験を行い、特許を得ました。これがオークションへ出品されたのです。

特許がオークションに出されること自体は、最近では珍しくありません。米国企業『オーシャン・トモ』（社名の「トモ」は日本語の「友」と「知」に由来）は公開知的オークションを大規模に手がける会社です。

こうした潮流が後押しし、近年、企業では特許とは大規模に匿（かくま）うものでなく、ポートフォリオ管理するものへと概念が変わり、また投資家にとっても絶好の投機対象となりました。

従来の特許出品はテクノロジー関係が主流でしたが、このところ、バイオや医薬品の特許もリストに乗ります。忘れてはならないことは、こうした経費を最終的に負担することになるのは患者、そして納税者です。

Willyard (Nat Med 2011) Auctioning the cure

無効能、有害……悪質なニセ医薬品の横行

ニセ医薬品の現状を扱う特集記事が、2010年4月、『ネイチャー医学』誌で組まれました。医薬品は信用第一のはずですが、いま製造者や販売者のモラルが問われています。

特集記事では中国やインドなどのアジア諸国の闇市場を主な標的としていますが、問題はアジア圏に限ったことではありません。

2007年のEUの資料が手元にあります。この年、税関で差し止めになった医薬品は3000万品を超えます。このうち知的財産権を侵害するものが15%もありました。偽造品です。2月に開催された国際フォーラムにおける試算によれば、EUの医薬品の闇市場規模は、今や7兆円を超えるといいます。

ニセ薬は特許や権利の問題にとどまりません。

有効成分が含まれているのならばまだマシで、まったく無効能な、あるいは有害なニセ薬さえあるのです。

中国では、２００９年だけでも数百人がニセ医薬品のために亡くなっているといいます。犠牲者には海外の人も含まれています。中国のアダルトショップでは、偽物バイアグラが当たり前のように店頭販売されているとも聞きます。

高級ブランドや宝飾品や骨董品の偽物はもちろん問題ですが、ニセ医薬品は健康や生命に関わるだけに看過できません。

とりわけネット販売ルートが巣窟（そうくつ）だとされます。ネット購入は処方箋も要らない場合もあり、安価で手軽かもしれません。しかし悪質なニセ医薬品が横行しないためにも、慎重に対応したいところです。

Editor (Nat Med 2010) Lay down the law on fakes

5 処方薬のネット販売が承認されるか否か

インターネット上のショップでアレルギー性鼻炎薬「アレグラ」を購入してみました。医薬品のネット購入は一昔前では考えられなかったことです。従来、医薬品を街頭販売するのは薬剤師のいる薬局に限られていましたが、今では当たり前のようにネット購入できます。厳密には２０１４年６月の改正薬事法の施行に伴って正式に認められます。この経緯が複雑です。

医薬品は、医師による処方箋が必要とされる処方薬（医療用医薬品）と、必要とされない市販薬（一般用医薬品）に二分されます。さらに市販薬は、安全性に基づいて、第１類、第２類、第３類と細類されます。第１類はとくに注意を要する薬物で、本来薬剤師が対面販売する必要があります。アレグラは第１類です。一方、第３類はビタミン保健薬や整腸薬など安全性が高い薬物です。

２００６年に薬事法が改正され、市販薬のネット販売が事実上解禁されました。しかし２００９年、厚生労働省は「ネット販売を第３類に限る」という省令を出しました。これが混乱の始まりでした。紆余曲折を経て２０１３年１月、最高裁は同省令が違法であるという判決を下しました。これを受けて再度、薬事法が改正され、市販薬の99・８％が正式にネット販売できることになりました。

ネット販売の利点は、利便性だけでなく、水虫薬や妊娠検査薬など、店頭購入に心理的抵抗がある医薬品の購入が気軽になることが挙げられます。ただし、早くも誤用や悪用などの有害事例が報告されています。社会全体に及ぼす利益と不利益のバランスについては、しばらく議論が続くでしょう。

ネット販売者はさらに貪欲です。処方薬もネット販売を認めるように働きかけています。とくに過疎地では、医師が処方したくとも街頭薬局に常備されていない医薬品が少なくなく、現状では薬物治療の地域公平性が保たれていません。

処方薬のネット販売が承認されるか否か。医薬品業界が大きな転換点を迎えているのは間違いありません。

⑥ 日本人一人あたりの年間薬剤代はイギリス、フランスのほぼ2倍

薬価、つまり薬の値段は医療経済を考えるうえで極めて重要です。
日本では有効性や新規性を基準に厚生労働省が決める「公定価格」の制度を採用しています。これはアメリカやイギリスをはじめとした諸外国と大きく異なります。これらの先進国では、製薬会社が薬価を自由に決められます。市場原理が働くため類似製品があれば価格競争となります。この競争原理が働かない日本では国民一人あたりの年間薬剤代は、イギリスやフランスのほぼ2倍にものぼります。

こうした中、次期大統領トランプ氏の発言が波紋を呼びました。２０１６年12月の『ＴＩＭＥ』誌でのインタビューで「昨今の状況を私は好まない」「薬価を引き下げる」と発言したのです。すぐさま米医薬研究製造業協会は「薬価への政府の介入はあってはならない」とする反論声明を発表しました。

このやり取りの背景には、近年のアメリカでの薬価の高騰があります。その象徴が「ダラプリム」という63年前に発売された感染症薬です。２０１５年にダラプリムの製造販売権を米製薬会社「チューリング医薬品」が買収し、1錠13・５ドルから７５０ドルに一気に引き上げました。実に55倍です。55倍になろうが、必要な人は買わざるを得ません。

大きな批判を浴びましたが、もちろんアメリカでは違法ではありません。このように今、アメリカの製薬業界では製造権の売買が流行しています。ジェネリック医薬品でも競合他社の販売権を買い占めて薬価を釣り上げるのが当然となっています。製薬企業は、本業である薬の開発を忘れ、投資に熱をあげているのです。

このように投資家の遊技場と化した医薬品市場を牽制したのがトランプ氏です。投資家たちは彼の発言をどれほど真剣に受け止めるべきか困惑しているようですが、トランプ氏が白人低所得層のマインドをしっかりとつかんでいることだけは確かなようです。

いまやアメリカ人の薬剤代は日本人の1・7倍にもなります。

彼らの生活費を圧迫しているのです。

⑦ 3Dプリンター期待の用法——「バイオプリンティング」

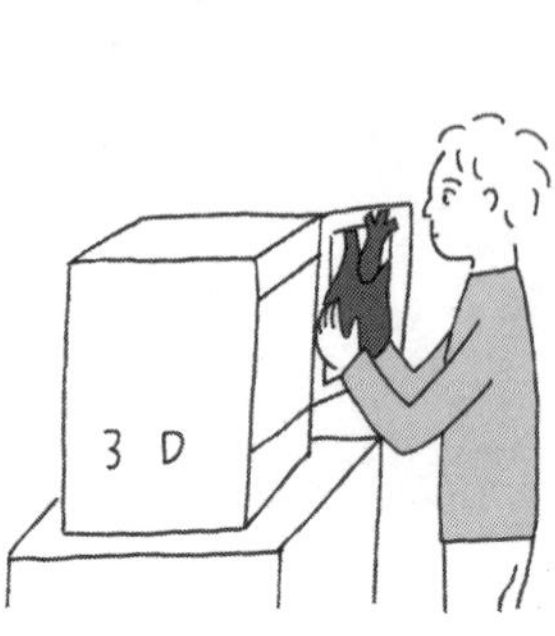

3Dプリンターを職場に導入することにしました。これまでは技術進展の様子を見てきましたが、実験装置の部品を思いのままにデザインできる自由度は、研究の幅を拡大してくれるので、創造性が試される基礎科学の現場では大きな魅力があります。

ただし便利さには悪しき面も付きもので、世間では3Dプリンターを利用した犯罪も起きています。2014年、殺傷能力のある拳銃を製作したとして、銃刀法違反の逮捕者が出たのは記憶に新しいでしょう。樹脂製の拳銃は金属探知機が感知しないため、社会的影響力は無視できません。また、ATMのスキミング装置を作製し、預金を盗むという巧みな犯罪も起きています。

このように社会的には諸刃の剣ともなる応用力を秘めた３Ｄプリンターですが、近年とくに期待を集める用法が「バイオプリンティング」です。

基材にタンパク質などの生物系素材を用いれば、血管や骨、皮膚、気管、腎臓などを人工的に作成することができます。生きた細胞を素材に使うので、自発的に鼓動する心臓も作られています。

すぐに思いつく応用例は臓器移植でしょう。自分から採取したｉＰＳ細胞で３Ｄ臓器を作れば、移植後の拒絶反応の心配はありません。

バイオプリンティングは、製薬業界でも期待を集めています。毒性試験です。開発した化合物に副作用がないかどうかは、これまでは「人体実験」で調べるしかありませんでした。しかし、ヒト細胞で作った人工臓器を用いれば、臨床に出る前に確認試験ができます。

毒性試験だけではありません。あえて疾患状態の人工臓器を作ることで、これを健康に戻す作用を持った薬を選り抜くことで、新たな治療薬を探り当てることもできるでしょう。応用次第では、未来の人類への貢献度は計り知れません。

日本で発見されノーベル賞が期待される抗がん剤

TPP（環太平洋パートナーシップ協定）における車産業や農業はベールにすぎず、真の狙いは医療保険の開放にある――そんな声があります。

日本では、健康保険が適用される保険診療と適用されない自由診療を同時に行う、いわゆる混合診療を原則禁止しています。この制度によって日本国民は、貧富に関係なく公平に医療を受けることができます。しかし、この制度は、自由診療を主流とするアメリカの保険会社にとって、日本進出の足かせにもなっています。つまり、この壁を崩す一つの方策がTPPだというわけです。

むろん簡単に実現するとは思えません。しかし、そう無関心に眺めてばかりはいられないと予感させる動きがあるのも事実です。その一つが「PD-1抗体」です。

PD-1抗体は新しい薬理機序を持った抗がん剤で、一部のがん患者には驚くほどよく効きます。２０１４年に発売されましたが、薬価が問題です。一カ月の治療費が約３００万円と、従来の医薬品に比べ飛び抜けて高価です。日本には高額医療費制度があるため、患者が負担するのは10万円程度。つまり、95％以上が公的負担となります。

現在、ＰＤ－１抗体の適用範囲はメラノーマと呼ばれるタイプなど、ごく一部のがんのみですが、肺がんや腎がん、胃がん、食道がんにも有効であることが徐々に明らかになってきました。適用範囲が拡大されれば、国の医療総額は年間10兆円に届くでしょう。この金額はわずか「一剤」による医薬費です。今後も高価な薬は次々と市場に出てくるでしょう。当然ながら、国の財政は逼迫し、ひいては国民皆保険制度や高額医療費制度などの国民を守る砦が破綻する可能性があります。こうした日本の制度の脆さがＴＰＰの狙い目となります。

ＰＤ－１は京都大学の本庶佑博士らによって発見され、日本からのノーベル賞が期待される研究分野です。多くのがん患者を救うこの新薬に、わが国が威信を懸けたいことは理解できるのですが（注　２０１８年にノーベル生理学・医学賞が与えられました）。

https://www.nobelprize.org/uploads/2018/10/honjo-lecture.pdf

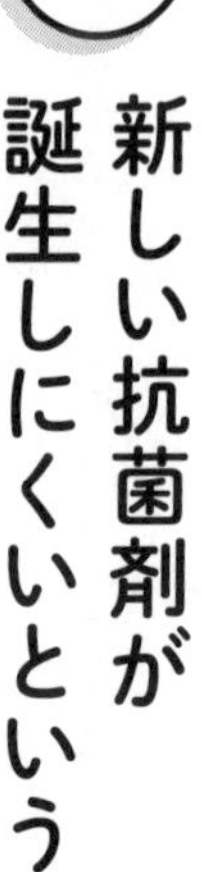

新しい抗菌剤が誕生しにくいという現状

抗菌剤の将来を危ぶむ声が強まっています。その契機は、米センプラ社が開発を進めてきたソリスロマイシンの頓挫です。ソリスロマイシンは新しい抗菌剤として期待を集め、センプラ社の株価は過去数年にわたって右肩上がりでした。肺炎や淋病など様々な病原菌への有効性を示し、ヒト臨床試験も最終段階でした。

ところが2016年末、米国食品医薬品局がソリスロマイシンの副作用への懸念を示しました。肝臓に対する毒性があるかもしれないというのです。明確な副作用ではありません。肝臓の酵素値が上昇する可能性があるという疑念です。当局の判断は「9000人の追加試験を行い、安全性を確認せよ」です。

当然の判定にも思えますが、現実的にはこの規模の臨床試験を行うためには莫大な費用が必要です。もともと創薬は研究開発費が勝負を分ける業界です。新薬一つを開発するのに数百億円を費やす覚悟が必要です。

現在、抗菌剤の新規開発を手がけている会社はわずか34社しかありません。うち29社は小さなバイオベンチャー企業です。体力のない小企業にとって追加試験は厳しい要求です。センプラ社も当局の判断を受け、米国での承認申請を取り下げざるをえませんでした。追い打ちを掛けるように、２０１７年３月末には欧州での開発も断念しました。センプラ社の失敗は創薬業界の構造的欠陥に起因しているだけに、今後の投資家の支援を遠ざけることにもなりかねません。

医薬品の品質基準は年々厳しくなっています。承認に至らなかった新薬よりも、すでに市場に出回っている抗菌剤のほうが強い副作用を持つことも珍しくありません。薬の安全性はもちろん重要ですから、今後、規制が大幅に緩和されることは考えにくいです。抗菌剤には必ず耐性菌の問題がついて回ります。

新しい抗菌剤が誕生しにくいという現状は、未来の感染症療法について一抹の不安を残すでしょう。

⑩ 希少疾患の創薬ブームと「デジタル医療」

　希少疾患の創薬がブームです。かつては、患者数の少ない病気の治療薬の開発には、収益率の問題から、製薬企業は熱心ではありませんでした。これを打開しようと行政的な支援策が設置され、現在のブームにつながりました。過去5年間に世界で承認された新薬の実に40％が希少疾患の治療薬です（ついで抗がん薬の26％が多い）。

　陽のあたりにくい領域に救いの手が差し伸べられるのは歓迎すべきです。しかし昨今の流行を危ぶむ声もあがっています。老年疾患の創薬が手薄になったことです。たとえば、アルツハイマー病やパーキンソン病などの老年性神経変性疾患の新薬はわずか3％にすぎません。

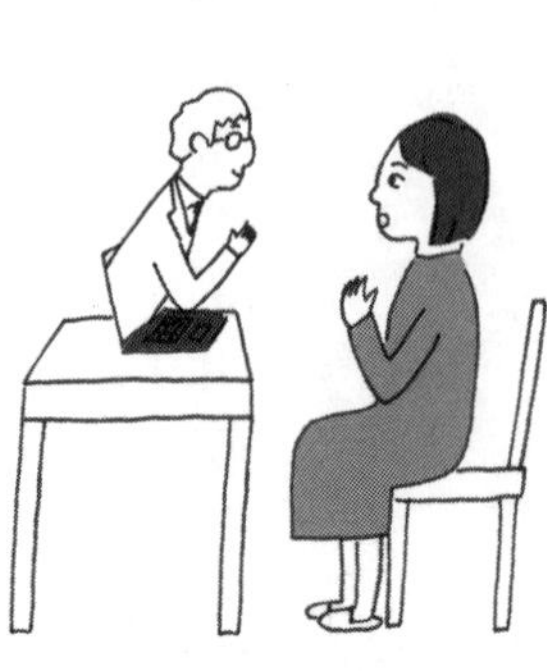

現在、世界人口の８人に１人は60歳を超えており、65歳以上の70％は複数の慢性疾患を抱えています。社会保障予算の80％は老年性疾患に費やされており、今後も増える一方でしょう。

しかし、老年疾患の多くは治療どころか、進行を遅らせることすらできていません。病因が複雑なことが多く、製薬企業だけでなく、基礎科学者も手を焼いています。

こうした中、注目を集めるのが「デジタル医療」です。加速度感知器や生体計測器が内蔵された電子機器を、各人に携帯させ、血圧や心電図や歩調や睡眠パターンをリアルタイムで病院のデータ管理室に送信します。これで心疾患や精神疾患などから、睡眠障害や運動障害、転倒、徘徊まで様々な予兆を捉えることができます。自宅に居ながら専門医のリモート診療も受けられ、患者当人の通院負担が軽減するだけでなく、社会保障費の削減や地域格差の解消が期待されています。

現在アメリカでこのシステムを導入しているのは、富裕層の一部です。彼らは普段から健康的な生活をしていることが多く、実のところ装置からの恩恵は少ないのです。本当に必要な人々に浸透させるには、何らかの政策的な配慮が必要でしょう。

Polderman（Nat Biotechnol 2017）Wanted biotech for an aging population

⑪ 薬で知能を高め、合格率アップを狙う「受験ドーピング」

受験シーズンも終盤に差し掛かりました。2014年も全国180万人近い生徒が高校や大学を受験しています。近ごろの受験戦争で耳にする話題が、薬で知能を高めて合格率アップを狙う「アカデミックドーピング」です。もっとも蔓延する国はアメリカです。2009年の調査によれば、薬物を用いて試験に臨んだことのある学生は25％にのぼるといいます。

最近の学生たちが注目する薬は認知症治療薬です。若者も老人も脳は同じ作動原理で動いています。となれば老人の認知機能を改善する薬が、老人だけに有効なはずがありません。そんな期待から受験生が手を出すようです。

私は薬剤に頼らないで受験を乗り切って欲しいと願っているものの、一方で近年の傾向を頑なに否定することも難しいです。そもそも規制したところで、スポーツ界のドーピング事件を見ればわかるように、根絶するのはほぼ不可能でしょう。もちろん「薬に頼るのは卑怯だ」とモラルに訴えることもできますが、この作戦は「どこまではよいか」という線引き問題がつきまといます。

たとえばカフェインを摂取するのは卑怯でしょうか。さらに言えば、栄養の行き届いた子どもは高い知能を発揮しますが、母親が栄養バランスを考えた夕食を作るのはドーピングでしょうか。

結局のところ、脳の専門家として私が主張できるポイントは3つです。①特定の能力を伸ばすことで知能全体のバランスを崩す危険性がある。②安易な方法で乗り切ったところで、その後の人生が保証されるわけではない。③こうした薬が学業向上に有効だという科学的証拠はない。

古代ギリシャ時代には、ローズマリーを髪にスプレーすると記憶力が高まると信じられていました。「手軽に能力アップ」という願望は古来変わらないようです。しかし私は思います——苦労を通じて身につけた知識こそが真に有益な知性に孵化(ふか)するはずだ、と。

本書は、二〇二二年二月に刊行された『寝る脳は風邪をひかない』に「新書版のためのまえがき」を加え、新書化したものです。

ブックデザイン　ヤマシタツトム
イラスト　祖父江ヒロコ

池谷裕二（いけがや ゆうじ）

1970年　静岡県藤枝市生まれ。薬学博士。

東京大学薬学部教授。

2002～2005年にコロンビア大学（米ニューヨーク）に留学をはさみ、2014年より現職。

専門分野は神経生理学で、脳の健康について探究している。また、2018年よりERATO脳AI融合プロジェクトの代表を務め、AIチップの脳移植によって新たな知能の開拓を目指している。文部科学大臣表彰 若手科学者賞（2008年）、日本学術振興会賞（2013年）、日本学士院学術奨励賞（2013年）などを受賞。

また、老若男女を問わず、これまで脳に関心のなかった一般の人に向けてわかりやすく解説し、脳の最先端の知見を社会に有意義に還元することにも尽力している。

主な著書は、『海馬』（糸井重里氏との共著　朝日出版社／新潮文庫）、『進化しすぎた脳』（朝日出版社／講談社ブルーバックス）、『ゆらぐ脳』（木村俊介氏との共著　文藝春秋）、『脳はなにかと言い訳する』（祥伝社／新潮文庫）、『のうだま』『のうだま２』（上大岡トメ氏との共著　幻冬舎）、『単純な脳、複雑な「私」』（朝日出版社）、『脳には妙なクセがある』（扶桑社新書／新潮文庫）、『脳はみんな病んでいる』（中村うさぎ氏との共著　新潮社）、『メンタルローテーション』（扶桑社）など。

扶桑社新書465

脳は意外とタフである

発行日 2023年5月1日　初版第１刷発行

著　　者………池谷裕二
発 行 者………小池英彦
発 行 所………株式会社 扶桑社
〒105-8070
東京都港区芝浦1-1-1 浜松町ビルディング
電話 03-6368-8870（編集）
03-6368-8891（郵便室）
www.fusosha.co.jp

DTP制作………株式会社 Office SASAI
印刷・製本………中央精版印刷 株式会社

Printed in Japan　ISBN 978-4-594-09464-5